BÜZZ

© Bruno Colontoni, 2025
© Buzz Editora, 2025

PUBLISHER Anderson Cavalcante
COORDENADORA EDITORIAL Diana Szylit
EDITOR-ASSISTENTE Nestor Turano Jr.
ANALISTA EDITORIAL Érika Tamashiro
ESTAGIÁRIA EDITORIAL Beatriz Furtado
PREPARAÇÃO Algo Novo Editorial
REVISÃO Paula Queiroz e Adriana Moreira Pedro
PROJETO GRÁFICO Estúdio Grifo
ASSISTENTE DE DESIGN Letícia de Cássia
FOTO DE CAPA Wattanaphob/iStock

*Nesta edição, respeitou-se o novo Acordo Ortográfico
da Língua Portuguesa.*

Dados Internacionais de Catalogação na Publicação (CIP)
(Câmara Brasileira do Livro, SP, Brasil)

Colontoni, Bruno
*Reaja! (No seu ritmo): Um método flexível para você viver
com mais saúde e bem-estar* / Bruno Colontoni
1ª ed. São Paulo: Buzz Editora, 2025
192 pp.

ISBN 978-65-5393-445-0

1. Atividade física 2. Bem-estar 3. Estilo de vida
4. Mudança de hábitos 5. Qualidade de vida
6. Saúde – Promoção I. Título.   CDD-613

Índice para catálogo sistemático:
1. Qualidade de vida: Promoção da saúde   613

Eliane de Freitas Leite, Bibliotecária, CRB 8/8415

Todos os direitos reservados à:
Buzz Editora Ltda.
Av. Paulista, 726, Mezanino
CEP 01310-100, São Paulo, SP
[55 11] 4171 2317
www.buzzeditora.com

Bruno Colontoni

REAJA!

(no seu ritmo)

Um método flexível para você viver com mais saúde e bem-estar

Prefácio **Petria Chaves** **7**

Introdução Nunca é tarde demais **11**

~~~~~~~~~~~~~~~~~~~~~~~~~~~~~~~~~~~~~

Parte 1 Entenda o seu reset **19**

1 Desligue o piloto automático 21

2 Um reset saudável 27

3 Por que ativar o seu reset? 43

Parte 2 As doenças do espelho **53**

4 Conhece-te a ti mesmo 55

5 "O rei está nu!" 65

6 A bateria da alma 85

Parte 3 As doenças da agenda   **93**

7 WOOP!   95

8 Domine o dominó   109

9 Como fazer seu plano?   117

10 A agenda doente   125

Parte 4 As doenças do par de tênis   **137**

11 Sinta o próprio pulso   139

12 Tênis certo   145

13 Encontre o seu ritmo   155

14 Grávido de ideias   163

Epílogo A vida após o reset   **177**

Agradecimentos   **189**

PREFÁCIO

Todos sabem que precisamos de uma vida saudável. Todos sabem que precisamos nos alimentar bem. Todos sabem que precisamos fazer exercícios físicos. Todos estão cansados de saber disso. Mas como de fato virar a chave?

Dados do Ministério da Saúde apontam que 24,62% dos adultos brasileiros eram portadores de obesidade em 2023. O mesmo relatório que traz esses dados — chamado de "Análise temporal da prevalência da obesidade e do sobrepeso no Brasil entre 2006 e 2023", realizado pelo Instituto Nacional de Cardiologia (INC) — mostrou que, pela primeira vez na série histórica, o percentual de pessoas com sobrepeso (38,45%) nas cidades pesquisadas ultrapassou o daqueles com peso normal (36,93%).

Captamos apenas com o intelecto sobre a necessidade de uma vida saudável. Deixamos passar ao largo que precisamos botar a mão na massa e construir nossa saúde com atitude e inspiração.

Conheci o dr. Bruno Colontoni no lançamento de seu primeiro livro, *Viva a sua cura*, em 2021. Ele foi meu entrevistado no programa que apresento na Rádio CBN, o Revista CBN. Como jornalista há muitos anos focada em qualidade de vida, entrevisto psicólogos, psiquiatras, terapeutas, médicos, pessoas ligadas à prática de atividades físicas e à espiritualidade.

Ao conversar com dr. Bruno, senti uma verdade muito forte nele e na mensagem que queria passar. Ele era uma espécie de curador ferido. Um médico cardiologista que, no auge da sua carreira, se viu com síndrome metabólica — hipertensão e peso elevado, fruto de uma alimentação ruim e sedentarismo. Um cardiologista que desejava ver seus pacientes curados, mas ele mesmo estava adoecido. Mas um homem que passou pela doença e que, por meio de sua cura, aprendera a curar os outros.

Para mim, a força do exemplo é a mais poderosa ferramenta de educação e de cura.

No seu primeiro livro, Bruno nos apresentou os pilares da medicina de estilo de vida que ele começou a estudar após decidir transformar sua própria vida. Agora, ele nos apresenta os caminhos para começarmos de novo, para colocarmos os tênis e praticarmos os hábitos saudáveis de maneira permanente para uma rotina de plenitude física, mental e emocional. Ele nos mostra, por meio de suas descobertas pessoais, que envolveram experiências com pacientes e seu próprio emagrecimento e arrebatamento pela maratona, como podemos construir, tijolinho por tijolinho, a vontade de viver. Mesmo que estejamos agora adoecidos, podemos elaborar uma prática diária como um ritual sagrado que nos inspire a viver mais e não permanecermos empacados na procrastinação e na sensação de falência interior.

Não se trata apenas de atividades físicas. Dr. Bruno fala aqui sobre um florescimento. A sabedoria de que, não importa quão ruim seja a nossa situação agora, podemos virar o jogo.

Para isso, nos lembra que precisamos exercitar nossa espiritualidade, a contemplação e, claro, buscar meios de sermos arrebatados pelo esporte. E ele explica sobre isso, passo a passo.

Temos um livro em mãos que pode ser uma joia, desde que tomemos a decisão de sermos felizes. Você vai se inspirar a percorrer os caminhos para a construção de uma vida mais plena, brilhante, alegre. Mesmo com nossos desafios diários de estresse, pressão no trabalho, dificuldades financeiras, podemos treinar a máquina do corpo para aguentar o tranco e nos fazer enxergar melhores opções de atitudes e pensamentos.

Isso, vindo de um médico cardiologista que ainda se especializou em medicina de estilo de vida, não tem preço. Alguns mestres espirituais do oriente falam sobre a importância do Sadhana: a prática diária da autodisciplina. Vejo as próximas páginas como a forma em que dr. Bruno Colontoni descobriu o Sadhana em sua vida. Foi por meio da atividade física e de uma rotina atenta que ele encontrou o sagrado em si.

Recomendo que você leia as próximas linhas com o desejo e a certeza de que essas páginas-veredas poderão te levar mais perto de uma vida integrada; para a construção de sua própria trajetória de saúde e vitalidade baseada em ciência e intuição. Tenha calma, paciência, persistência e um tênis nas mãos. As próximas páginas explicarão por quê.

Para começar do começo, independente do ponto onde estivermos agora, podemos aprender como reiniciar nossas vidas.

Boa leitura!

Petria Chaves
Escritora, jornalista e âncora da Rádio CBN

INTRODUÇÃO

Nunca é tarde demais

Na década de 1990, às vésperas de seu aniversário, um médico encontra um amigo no centro de São Paulo. No diálogo simpático e superficial entre duas pessoas que não se veem há certo tempo surgem comentários, brincadeiras, piadas e assuntos típicos de um encontro corriqueiro: "Como está a sua vida?", "Está trabalhando com o quê?", "E o filho, já se casou?". Ao saber que o médico estava a um ano de completar cinquenta anos, o amigo comenta, de modo inconveniente: "É aos cinquenta que começa a decadência do homem".

Decadência?! Aquele médico não se sentia assim. Seria o decreto do começo do fim? O que pareceu ser um comentário raso, superficial e sem importância, apenas uma fala para preencher o tempo, atingiu fundo um homem que não estava disposto a entrar em decadência. Possivelmente enlutado, ele foi para casa pensando no que poderia fazer para provar que "decadência" não seria a palavra para definir os seus cinquenta anos de idade.

Sedentário e tabagista, aquele médico com alma vigorosa dedicou alguns momentos para refletir, até que tomou uma decisão: para gritar para a vida que não estava em decadência, ele correria uma maratona e provaria — primeiro para si, e depois para o mundo — que ainda havia potência naquele corpo.

Foi assim que o dr. Drauzio Varella descreveu o dia em que decidiu começar a treinar para maratonas. Às vésperas de seus cinquenta anos, ele tomou a decisão de começar uma história linda. Antes mesmo de a corrida de rua se tornar comum pelo Brasil, Drauzio já era o modelo de corredor "raiz", que treinava sem postar no Instagram e sem relógio GPS. Ele corria por amor ao esporte.

Atualmente, o dr. Drauzio é uma inspiração para médicos cuidarem da própria saúde e o maior ícone de corrida e longevidade que temos no Brasil. Além das dezenas de maratonas que correu, ele completou em 2023 a sua sexta "major", circuito das principais maratonas do mundo, conquistando a tão sonhada *six medal*, uma mandala de medalhas destinada aos poucos privilegiados que completam as seis provas ao redor do mundo.

Hoje, enquanto escrevo esta parte do texto, é uma quarta-feira, e estou em uma conexão no aeroporto de Fort Lauderdale, na Flórida, aguardando o voo para Chicago, onde correrei a minha sétima maratona, e é impossível não me emocionar.

No último domingo, almocei com um homem de 67 anos e dez meses de idade, portador de diabetes há mais de vinte anos, que olhou nos meus olhos com um desejo potente e disse: "Minha meta é correr cinco quilômetros sem parar".

Lembro-me do diagnóstico de diabetes dele. Em novembro de 2002, quando eu estava no estágio eletivo do segundo ano de faculdade, ele me abordou com seus exames alterados. Detentor de um paladar muito dado ao "hiper-sabor" e de compulsividade alimentar, comia de acordo com sua vontade qualquer que fosse o momento. Empresário, trabalhava duro para conquistar algo a mais para a família. Sua vida era cheia de horários malucos, nessa montanha-russa que é a rotina do empresário brasileiro. E como em um parque de diversão, a jornada empreendedora testa a resiliência emocional com altos e baixos.

Você deve conhecer histórias de pessoas que até começaram uma dieta e praticaram atividade física, mas que logo falharam. Uma vez desanimadas, abandonaram tudo. Muitas vezes, a desistência surge como uma autopunição da falha. Com medo de não conseguirem ir até o fim e alcançar os resultados pretendidos, esses indivíduos desistem de recomeçar.

Meu paciente era exatamente assim. Foram dezenove anos de luta. Pai de dois filhos e avô de quatro netos, teve motivos para rir e chorar. A vida real seguiu uma rota comum e emocionante, do jeito que conhecemos.

Até que, em 2020, ele começou participar de nosso programa multiprofissional de reabilitação metabólica, o HealPro. Seu objetivo era claro: reduzir o número de comprimidos que tomava diariamente — na época, eram oito por dia para tratar problemas de diabetes, colesterol, triglicérides... e por aí vai. Tínhamos desafios claros: ajustar o seu padrão alimentar e colocá-lo em uma rota de saúde, na esperança de reduzir a quantidade de medicações, apesar de seus 65 anos de idade e dos dezessete anos de evolução do diabetes.

HealPro™ é uma metodologia de reabilitação cardiometabólica que eu desenvolvi, caracterizada pela fusão de conceitos clássicos com ferramentas preconizadas na abordagem da Medicina do Estilo de Vida. Antes de criar os programas da HealPro, sentia falta de uma metodologia específica para promover mudanças nos pacientes. Durante anos de experiência em consultório, colaborando na transformação de centenas de pacientes através de programas individualizados e intensivos, desenvolvi os pilares que serão apresentados ao longo deste livro.

No programa, nós incentivamos o paciente a celebrar a vitória e os objetivos alcançados, jogando dentro da nossa *pillbox* as caixas dos remédios que agora não serão mais necessários. A *pillbox*, ou "pote de remédios", é um recipiente de acrílico com pouco mais de um metro de altura que fica na recepção da nossa clínica.

Aquele homem resolveu recomeçar o autocuidado da maneira correta independentemente da idade que tinha. Escolheu mudar, melhorar, recomeçar e, aos poucos, a quantidade de comprimidos foi reduzida. Em certo momento, ele já não tomava mais remédio para controlar o triglicérides, e a dose da medicação para o colesterol reduziu. O número de comprimidos para manter um ótimo controle do diabetes também caiu. E hoje em dia ele pode dizer, olhando nos meus olhos: "Estou me preparando para correr cinco quilômetros sem parar" — e diz isso na iminência de descartar mais um remédio para diabetes na *pillbox*.

Meu coração se enche de alegria ao dizer a você que estou contando a história do meu pai. Com o diagnóstico de diabetes desde 2002, ele passou quase duas décadas conduzindo sua saúde da maneira como a maioria das pessoas faz: seguindo um estilo de vida ruim e experimentando pioras cadenciadas de uma doença cruel, grave e progressiva. Em 2020, depois de uma longa conversa, ele tomou coragem para embarcar na jornada de se tratar em um programa de reabilitação cardiometabólica. Uma metodologia que propõe mudanças suficientemente adequadas do estilo de vida, a fim de promover uma história saudável e desejável, e que tem colhido resultados maravilhosos. Meu pai escolheu apertar o botão do reset — e isso aos 65 anos de idade!

Este livro não é sobre corridas; é sobre recomeçar. É para você que se vê em dificuldades e pensa: "O que eu preciso *mesmo* é começar do jeito certo". Estou aqui para dizer que isso é possível, que sua saúde tem jeito, não importa por quanto tempo a doença está instalada.

Porém, claro que esses resultados não são sempre positivos, o progresso não é linear, e as mudanças não são sempre para melhor. O processo é repleto de idas e vindas, incertezas, falhas, inseguranças, desânimos e, também, vitórias. O que faz com que o caminho seja eficiente é justamente proporcionar consistência dentro de toda essa complexidade da vida real do paciente.

Costumo dizer que o nome das doenças que eu trato não são infarto, angina, hipertensão arterial, diabetes ou obesidade, mas, sim, "o jeito que você vive a vida". É por conta da sua história, suas frustrações, sua relação com o mundo externo e com as próprias vontades, suas expectativas, alegrias e tristezas que questões de saúde se desenvolvem por meio de alimentação inadequada, sedentarismo, estresse, insônia, abuso de substâncias tóxicas, dentre tantos fatores. Portanto, é dentro desse contexto difícil de realidade que precisamos mudar.

Nos últimos dez anos, meu trabalho tem sido ensinar pessoas a entenderem seu processo de saúde e de adoecimento e, com ferramentas de abordagem comportamental, ajudá-las a promover uma vida e um corpo saudáveis. Não importa quão confusa esteja a sua rotina, sempre há possibilidade de melhorar, recomeçar de maneira saudável, dar um passo atrás e compreender o que ocorreu.

Neste livro, eu quero ajudar você a apertar o botão reset da sua vida, e quero fazer isso utilizando uma metáfora, na qual você deverá operar três objetos. Você apertará o botão reset quantas vezes quiser e em qualquer área, uma vez que aprenderá a manejar o significado desses três objetos fundamentais: um espelho, uma agenda e um par de tênis.

De modo resumido, o caminho que eu percorri durante a minha própria mudança de estilo de vida aos trinta anos — que eu descrevi em meu primeiro livro, *Viva a sua cura* (Fontanar, 2021) —, a mudança que o dr. Drauzio Varella percorreu aos cinquenta anos — que ele descreveu em seu livro *Correr* (Companhia das Letras, 2015) — e o caminho que meu pai percorreu aos 65 anos é o mesmo. É uma jornada que usa esses três objetos, e quando você os opera de maneira eficiente e hábil, verá a sua vida, e a de quem está ao seu redor, ser transformada.

Não importa a sua idade, o seu momento de vida ou qualquer situação pessoal complicada que esteja vivendo. Venha comigo nessa jornada! Ao longo dos próximos capítulos, eu vou ensinar você a usar corretamente esses objetos e vou convidá-lo a refletir sobre o que pode dificultar o processo. Assim, você terá clareza sobre o passo a passo por meio do qual vai abrir a janela de um novo começo.

PARTE 1

Entenda o seu reset

1
Desligue o piloto automático

No filme *Click*, Adam Sandler interpreta Michael Newman, um arquiteto casado com a namorada da adolescência, o amor de sua vida. Ele ama a família, porém, como é comum entre homens de meia-idade, se sente mentalmente sufocado, fadigado, cansado e profundamente incomodado pelas demandas da rotina: cuidar da casa, dos filhos, do cachorro e das tarefas profissionais. Ele enfrenta um dilema que, mais adiante neste livro, entenderemos como o *dilema da procrastinação*, no qual tarefas que geram tédio o levam a postergá-las — e ele quando eventualmente as executa, é com grande sofrimento. Para aliviar essa dor, Newman é apresentado a um controle remoto mágico que permite apertar o botão de "avançar", acelerando sua linha do tempo e reduzindo o suposto desprazer de obrigações e responsabilidades.

Como todo remédio, há um efeito colateral: o personagem se vê em uma sequência alucinante de saltos temporais, de modo que, quando percebe, boa parte da vida já passou. Assim, ao evitar momentos desagradáveis, inadvertidamente renuncia a momentos importantes de sua história.

A arte imita a vida, e existem muitas pessoas que optam por viver no automático, um fenômeno bem explicado pela neurociência. Para poupar energia nos processos decisórios, o cérebro busca padrões de comportamento e respostas que reduzam a demanda mental para tomar decisões. Enquanto o *mindfulness* — um conjunto de práticas meditativas que promove a presença no agora —

convida o praticante a trabalhar com consciência plena, nossa natureza muitas vezes nos empurra na direção oposta, em busca de padrões automáticos de comportamento.

Este é o grande desafio: viver o momento presente é uma escolha contrária aos nossos instintos mais primitivos. Como alegoria, o filme *Click* nos convida a entender que os bons momentos estão entrelaçados com dores, chateações e tédio. Isso significa que praticar a presença e estar concentrado no aqui e no agora exige leveza, a fim de compreender que nem todos os minutos serão de alegria, satisfação, motivação e prazer. Ainda assim, há beleza em todos os detalhes da vida, por mais entediantes ou dolorosos que possam parecer.

E o que isso tem a ver com o nosso livro? Bom, se você quer realmente apertão o botão reset da sua vida e começar de novo, o primeiro passo é sair do piloto automático.

Operar no piloto automático é um grande risco para a vida de uma pessoa. Viver assim é abandonar os detalhes em prol de qualquer distração, trabalho, agenda, cansaço ou problema. Independentemente de qual é a natureza da sua distração, independentemente de quão legítima ela é, afirmo: os detalhes existem, e é neles que está a chave para você apertar o reset e começar uma vida nova e melhor. Já vivenciei momentos profissionais que exigiram muita presença e atenção para evitar erros médicos. Todas as funções sociais de um indivíduo exigem atenção e presença. Portanto, para um processo ousado e ativo de reset, é fundamental que o seu piloto automático esteja desligado.

Quando lido com as mudanças de estilo de vida dos meus pacientes, já em nossas primeiras conversas busco identificar o padrão de funcionamento deles, com a intenção de compreender em quais áreas o piloto automático está ligado. Isso porque esse mecanismo de adaptação surge em todas as faces da vida. Dentro da educação física e das prescrições de treino, por exemplo, se você treinar sempre a mesma coisa, com a mesma carga, simplesmente interromperá o processo de evolução. Ou seja, seu organismo se adaptará para que você tenha o menor gasto energético possível.

A vida real acontece, e nos sentimos em uma montanha-russa. Ao longo do programa, que dura em média seis meses, já vivenciamos óbitos, divórcios, reviravoltas de divórcios, familiares que descompensam de esquizofrenia, perda de emprego, crises de ansiedade e depressão descompensadas, problemas com os filhos ou com o cônjuge, crises financeiras, recuperações econômicas históricas... Ou seja, a vida tende a ser dura e impor desafios que nós não escolhemos enfrentar. E os participantes da metodologia precisam encarar o programa de mudança de estilo de vida e reabilitação enquanto os problemas acontecem, para que possam extrair o melhor resultado em tempo real, durante a sua verdadeira vivência, que é assim: cheia de desafios. Em outras palavras, não adianta esperar o "melhor momento" para mudar.

Já vivi momentos em que me perguntei: "Onde eu estava com a cabeça quando isso ocorreu?". Após acontecimentos duros, como adoecimento de filho ou questões profissionais complicadas, já cheguei a pensar: "Todo esse ritmo intenso que vivo faz sentido? Faz sentido eu dedicar tanto do meu precioso tempo a um esporte, em detrimento de tantas outras demandas pessoais e familiares?".

E encontro a resposta para essa minha "santa correria": enquanto eu enxergar propósito naquilo que faço, enquanto dentro do meu coração existe um pulso por viver, enquanto eu mantiver minha capacidade de olhar no espelho e de fato me ver, a resposta será: sim, faz sentido. Porque, com o piloto automático desligado, as respostas não são mais um padrão frente às demandas. Isso quer dizer que eu olho para as pessoas, para as demandas dos familiares, amigos e parceiros, e isso me permite ser uma pessoa melhor.

Se o título *Reaja! (No seu ritmo)* chamou a sua atenção, é bem provável que algo precise ser mudado. Geralmente, as pessoas atuam como agentes passivos às demandas, vivendo de forma reativa aos problemas por diversos motivos. Mas aqui, neste livro, eu quero oferecer um novo olhar. Quero demonstrar que se você conseguir usar de maneira adequada o espelho como símbolo de um processo de autoconhecimento, a agenda como símbolo de uma ferramenta para planejar, e o par de tênis como símbolo da capacidade de execução, você estará apto a viver o seu reset.

Só que, antes de passarmos para essa parte, antes de efetivamente começar a agir, você precisa desligar o botão do piloto automático e viver o agora ao lado de pessoas importantes. Viver o presente está embutido no conceito da meditação e está intrinsecamente ligado ao desenvolvimento de respostas de relaxamento corporal e de crescimento pessoal. Nem sempre viver o momento é simples, porque isso significa sentir, e nem sempre sentir é simples. Usamos alguns recursos para anestesiar a alma e fugir das demandas, como celular, joguinhos, redes sociais, televisão, computador, trabalho... Enchemos a agenda de tarefas para que as preocupações que nos cercam produzam um estado de alerta que não é nada além de uma fuga dos sentimentos e das percepções.

Qual voz dentro de si você tenta calar ao ligar o piloto automático? O que não quer sentir? Do que foge ao pensar? Seria dor? Culpa? Medo?

Este capítulo é para incentivar você a dar o primeiro passo. Antes de olhar no espelho, precisamos decidir que vamos sentir, que vamos prestar atenção, que vamos amar, abraçar, chorar e enfrentar aquilo que for necessário para, no fim do processo, olharmos para trás com o pensamento: "Estou com uma vida nova, recomecei certo, apertei o reset".

2

Um reset saudável

Qualquer pessoa tem dificuldade de receber o diagnóstico de uma doença grave. Sempre. Talvez seja o momento mais complicado de uma consulta: conduzir a conversa para que o paciente receba a notícia ruim de maneira encorajadora, para que possa enfrentá-la.

Costumo dizer que quando um médico dá o diagnóstico para o paciente, acontece o "sequestro de seus sonhos". Todo diagnóstico traz restrições ou perdas. Ter um problema de saúde é perda, nunca ganho. Jamais você ouvirá: "Visto que tenho uma doença, agora eu estou mais livre". Não! No mínimo, haverá um cuidado a mais a ser tomado, uma preocupação adicional no dia a dia, uma limitação que reduzirá, de alguma forma, o aproveitamento máximo da vida.

Durante a pandemia de covid-19, uma das características marcantes da doença era a perda do paladar e do olfato. Se você viveu a experiência de comer e não sentir sabor, talvez essa seja a analogia mais próxima do impacto de uma condição de saúde na vida de alguém. É como se cada limitação que o médico impusesse fosse um pouquinho de sabor que ele tira do paladar daquela pessoa.

Por mais simples que sejam, os cuidados com uma hipertensão arterial, por exemplo — atenção a uma leve dor ou um tempo de agenda com um profissional —, significam alguma restrição, a perda de sabor do viver. Momentos em que se poderia fazer qualquer coisa, mas serão dedicados a se preocupar com uma condição de saúde fora do normal. Mesmo a necessidade de uso de medicação, seja temporária ou contínua, ou a indicação de uma cirurgia, seja de pequeno ou grande porte, independentemente do diagnóstico em si: a solução proposta terá a imposição de algum sacrifício. No contexto das doenças crônico degenerativas é ainda pior.

Desde o fim da Segunda Guerra Mundial, quando a sociedade adquiriu soluções como saneamento básico, vacinas e antibióticos, ocorreu uma mudança significativa no perfil populacional. Isso se tornou um marco na história da humanidade, com impactos político-econômicos importantes. Esses efeitos surtem mudanças no padrão de consumo, no mercado de alimentos e no estilo de vida das pessoas, fatores que fazem com que a população adoeça de uma maneira diferente.

Com isso, as causas de morte mudaram de condições predominantemente infectocontagiosas — como pneumonia, diarreia, viroses e tuberculose — para doenças crônicas que estão relacionadas ao envelhecimento e aos maus hábitos, em especial as chamadas doenças cardiovasculares, como infarto, acidente vascular cerebral (AVC), insuficiência cardíaca e complicações decorrentes do diabetes e da obesidade. Essas "novas doenças" não ocorrem de maneira "simétrica" na população, mas percebemos que existem fatores de risco que estão associados ao desenvolvimento delas. Alguns exemplos são: hipertensão arterial sistêmica, diabetes, obesidade, esteatose hepática, tabagismo, sedentarismo, alterações nos níveis sanguíneos de colesterol e triglicérides, e doenças inflamatórias sistêmicas, como reumatismos, psoríase e HIV.

Perceba que boa parte desses fatores tem profunda correlação com os hábitos dos seres humanos, envolvendo consequências das escolhas diárias. E a pergunta a ser feita é: "Se é tão simples decidir ser saudável, por que as pessoas não conseguem fazer as melhores escolhas para produzir saúde?".

Já reparou que, assim como nas escolhas de saúde, as pessoas também têm dificuldade de tomar as melhores decisões na vida pessoal? Compreender que o processo de tomada de decisão é difícil e complexo, um preparo para iniciar esse caminho virtuoso, a fim de que, aos poucos, você volte a acrescentar sabor à sua vida.

Decidir o que almoçar é muito mais complexo do que simplesmente dizer "sim" ou "não" para um brigadeiro em uma festa de aniversário, mas envolve o mesmo que decidir o que responder durante uma discussão com o chefe ou com o cônjuge: processos inconscientes que só podem ser minimamente controlados com uma estratégia de ganho de autoconhecimento — como você aprenderá ao longo do livro, por meio da ferramenta do espelho.

Aquilo que parece uma simples decisão, que exige apenas força de vontade, é, na realidade, um processo químico dentro de uma rede de milhões de neurônios configurados com mecanismos extremamente primitivos de fome e saciedade. Mecanismos de preservação de integridade das emoções por uma psiquê ferida em áreas do cérebro que interferem diretamente nos pensamentos e nas respostas. Sem prestar atenção, quando você se dá conta, já tomou a decisão menos inteligente, por mais esperto que seja. Isso não tem a ver com o seu QI ou com a sua capacidade de aprender um conteúdo difícil; isso tem a ver com domínio próprio e autoconhecimento.

Costumo dizer aos pacientes que eles não comem o que querem. Comem o que o cérebro manda comer. E talvez ao ler esses parágrafos, você pense: "Bruno, então estou condenado a viver à mercê do meu inconsciente, me deteriorando em um processo de adoecimento ou mergulhando em condições que me impedem de progredir?". A resposta é não!

Sei que tudo isso pode parecer uma fala pessimista, mas não é. Há uma boa notícia: apesar de não ter o controle imediato das próprias decisões, o seu cérebro tem padrões de resposta aos estímulos. Ao conhecê-los, você pode se adiantar a eles. Por exemplo, evitando situações que desencadeariam respostas pouco inteligentes para o seu chefe ou para seu cônjuge.

Portanto, se você compreender como o cérebro decide, e o porquê se comporta de determinada maneira, é possível olhar para si, para a sua rotina, para o que sente em cada situação, e tomar melhores decisões, inclusive no que se refere à alimentação hedônica, aquela voltada apenas ou predominantemente para o prazer, com excesso de gorduras saturadas e carboidratos.

Na medida que aumenta a sua capacidade de associar hábitos alimentares a padrões da rotina, a demandas emocionais e à necessidade de buscar recompensas, é possível construir situações nas quais seu córtex (área do cérebro controlável, na qual os pensamentos voluntários ocorrem) terá maiores chances de vencer. Com isso, você obterá os resultados que deseja, entende?

Da mesma maneira, ao olhar para as suas relações e entender as emoções desencadeadas em situações adversas, poderá evitar momentos em que a possibilidade de cometer um erro será maior. Ademais, também conseguirá melhorar o processo de comunicação com os seus pares. Você poderá explicar como se sentiria melhor e mais confortável para interagir, e, com isso, proporcionará uma convivência mais harmônica e obterá resultados desejáveis, tanto dentro de casa quanto no trabalho.

Esse entendimento tem um nome: autoconhecimento. Para aumentar o autoconhecimento, vamos usar o primeiro objeto da nossa estratégia: o espelho — sobre o qual falaremos nos próximos capítulos.

É interessante entender como funciona o processo de más escolhas, ainda mais quando já se viveu na pele a espiral negativa de degeneração da própria saúde. Conflitos entre sonhos, anseios, valores cultivados e padrões de personalidade me levaram, nos anos 2000, a um caso de obesidade com complicações concretas, como esteatose hepática (que chamamos popularmente de gordura no fígado), alterações graves nos triglicérides e resistência insulínica. E posso afirmar que nenhuma pessoa adoece com essas doenças crônicas por escolha pessoal. Ninguém escolhe ficar doente. Então por que as pessoas ficam doentes com as próprias escolhas, que causam tão mal, e ainda assim insistem em tais erros?

Ao longo de anos cuidando de pacientes com necessidade de mudar o seu estilo de vida, percebi que tudo se inicia quando a pessoa tenta se olhar no espelho emocional. É um espelho que exige coragem porque, para funcionar, para ele refletir a sua imagem, é preciso se despir completamente de todas as defesas e se enxergar de fato. E isso pode ser muito dolorido, razão pela qual as pessoas o evitam e constroem mecanismos de defesa para não visualizar a dor — consequentemente, permanecem tocando a mesma tecla, repetindo os mesmos maus hábitos.

Lembro-me bem de uma paciente que procurou o nosso programa da HealPro para tratar a obesidade por meio de uma abordagem multiprofissional que a ajudasse a melhorar seu estilo de vida. Ela chegou com IMC de 41 kg/m² e não desejava tomar remédios para emagrecer nem fazer cirurgia bariátrica. Era uma mulher com histórico longo de luta contra a obesidade, com altos e baixos, idas e vindas, períodos de emagrecimentos seguidos de períodos de ganho de peso. Uma batalha que, ao longo das décadas, trazia um alto saldo calórico e de peso na balança.

Ela já fazia terapia e aulas com personal trainer, entretanto, não obtinha sucesso. Aparentemente, ela não tinha o que acrescentar ao tratamento além de medicamentos ou procedimentos cirúrgicos. Mas por que os resultados não eram alcançados?

Entender a obesidade como uma doença crônica foi fundamental para conduzi-la no consultório. Por um lado, existe um movimento das sociedades médicas informando que, por se tratar de uma doença "arrastada", o excesso de peso é altamente recidivante e pronto. Por outro, podemos compreender, a partir da Medicina do Estilo de Vida, que o processo de adoecimento ou de salutogênese (produção de saúde em um indivíduo) tem relação direta com o ambiente em que aquela pessoa se encontra. Boa parte das falhas em tratamentos de obesidade ocorre quando se abre mão de compreender a condição como uma doença crônica e se enxerga apenas os outros tratamentos disponíveis e cada vez mais eficazes e potentes, como remédios para emagrecer. Via de regra, é justamente porque o paciente com obesidade se recusa a usar remédios e evita processos mais profundos de transformação que passa a sofrer aquilo que chamamos de reganho de peso, popularmente conhecido como efeito sanfona.

Na botânica, conseguimos visualizar esse processo de maneira mais clara. Quando vemos uma árvore doente, sabemos que a melhor maneira de fazer com que ela cresça e recupere a saúde é cuidando do seu entorno. Isso pode estar relacionado com outros seres — da mata, do jardim ou da plantação — com que aquela árvore interage, com o solo ou até mesmo com o clima.

Na enologia, isso também é claro: o clone de uma parreira produz uvas e vinhos com sabores diferentes, de acordo com o que chamam de *terroir*, que é o ambiente global onde aquela plantação está inserida e envolve fatores como altitude e umidade.

Portanto, ao ser obrigado a raciocinar sobre com qual parte do tratamento não medicamentoso eu poderia contribuir para que aquela paciente obtivesse resultados, me senti em uma situação difícil. Sobretudo porque, em um primeiro momento, ela preferiu seguir apenas com os treinos de seu professor de educação física e com sua psicóloga. Ou seja, tínhamos aconselhamento, porém sem uma interferência mais profunda do entorno e dos estímulos propostos. Ainda assim, propusemos um trabalho daquilo que chamamos de matriciamento desses profissionais.

Em gestão em saúde, chamamos de matriciamento quando especialistas se disponibilizam para discutir casos com não especialistas e passar orientações e análises com o intuito de oferecer uma abordagem mais eficaz. Pois bem, fizemos isso com a nossa equipe multiprofissional para os profissionais que prestavam a assistência no dia a dia e cuidavam das intervenções no caso. Acontece que, apesar desse empenho, o processo não gerava bons resultados.

Um tempo depois, com o programa em andamento, mas com a equipe dispersa, durante uma reunião de reavaliação de resultados, percebemos um ganho de peso em pleno programa. O que fazer? É nessa hora que a coragem do paciente de se olhar no espelho faz a diferença no processo de cura.

Aquela reunião foi um marco no vínculo entre médico e paciente e no processo de tratamento, pois abrimos canais claros e sinceros de comunicação para entender os motivos pelos quais a autossabotagem acontecia. Assim, decidimos juntos apertar o botão reset do tratamento inteiro e recomeçar o projeto, agora com toda a equipe integrada à mesma metodologia e com supervisão, a fim de obtermos resultados consistentes.

E foi fantástico! A paciente passou a emagrecer de maneira modesta, mas consistente, a cada reavaliação. E o melhor: ela se reencontrou! Nesse processo, enfrentou uma demissão no trabalho e ainda assim, apesar das questões emocionais envolvidas à obesidade, progrediu tanto nas questões de saúde quanto nas profissionais. Ela floresceu.

Martin Seligman, pai da psicologia positiva, trata o processo de felicidade humana com a palavra *florescimento*. De fato, é um termo muito bom, pois a felicidade não ocorre em um momento de euforia e barulho, mas no silêncio, em um processo lento, contínuo, delicado. Foi assim que a minha paciente floresceu.

Depois de um ano e meio de programa e muitos quilos a menos, ela espontaneamente se inscreveu na Corrida Integração, a maior corrida de rua do interior paulista, e se emocionou ao correr a prova de cinco quilômetros ao lado do seu pai. No momento em que escrevo sobre seu caso, ela está com IMC de 34,7km/m², ou seja, saiu de obesidade grau 3, que antigamente era chamada de obesidade mórbida, para obesidade grau 1. Segue motivada com seus objetivos dentro do nosso protocolo de abordagem comportamental para, aos poucos, em um prazo de quinze meses, sair do diagnóstico de obesidade.

Em contraste com esse caso, também me lembro de outro paciente que avaliei pela primeira vez em 2017. Eu estava de plantão na Unidade Coronariana de um hospital e recordo que a enfermeira chegou e me disse: "Tem um paciente no leito 14 e toda a equipe estava ao seu aguardo para conversar com ele; será necessário mudar o estilo de vida de maneira drástica". Em um primeiro momento, confesso que estranhei e lamentei que a equipe enxergasse essa necessidade apenas para um dos catorze leitos da unidade, mas compreendi que aquele seria o caso mais delicado.

Tratava-se de um homem de 42 anos, bem-sucedido, empresário, proprietário de oito postos de gasolina, porém, extremamente estressado, em seu segundo infarto agudo do miocárdio, portador de diabetes e obesidade grau 3. Iniciei a conversa e, no fim da internação, ele me procurou no consultório. Ao ouvir sobre as mudanças de estilo de vida que teria que fazer, não retornou mais.

Em 2020, em plena pandemia, o mesmo homem me procurou após passar por uma internação grave em decorrência da covid-19. Ouviu sobre as mudanças do estilo de vida, sobre como a HealPro poderia ajudá-lo e, enfim, entrou para a abordagem multiprofissional. Logo no início, porém, um primeiro golpe: antes de iniciar os trabalhos com o programa, ele precisaria realizar uma cirurgia de revascularização miocárdica — e seria seu terceiro evento cardiovascular em menos de dez anos.

Meu paciente foi para a cirurgia — que, apesar do risco mais alto pela obesidade e pela diabetes altamente descompensados, foi um sucesso. Chegou, então, o momento crítico do processo de cura: hora de se olhar no espelho. Quando ele se despisse emocionalmente para o espelho, eu sabia que a resposta seria dura: meu querido paciente não conseguiria se curar caso não aceitasse um caminho de ressignificação da sua relação com o trabalho e com o dinheiro.

Agora com 45 anos, ele possuía dez postos de gasolina e uma hamburgueria. Acordava às cinco horas da manhã todos os dias para trabalhar, e seguia trabalhando e comendo sem limites até encerrar as suas atividades às dez horas da noite. No fim, exausto, dormia para acordar cedo no dia seguinte. Esse excesso de trabalho servia para anestesiar sua dor e sua alma, e ele buscava por um tratamento que servisse como atalho.

Lembro-me de ter levado o caso dele para discutir com uma junta multidisciplinar, ao lado de um psiquiatra e de um planejador financeiro. A fala do médico foi: "Quantos *stents* seriam necessários para sustentar doze postos de gasolina?". Claro que sequer é possível estabelecer uma correlação matemática para essa "conta", mas, simbolicamente, gera muito impacto com a seguinte mensagem implícita: quando digo que a causa da doença é a maneira como você vive, refiro-me a uma correlação profunda com dois elementos fundamentais da rotina humana — o trabalho, ferramenta pela qual produzimos recursos, e o dinheiro, que é justamente o meio pelo qual obtemos os bens necessários para viver.

O tratamento para meu paciente não era "apenas" uma cirurgia bariátrica, não era "apenas" uma cirurgia de ponte de safena, tampouco "apenas" o controle da insulina ou o uso semaglutida (medicação famosa para obesidade da qual citarei mais adiante). O tratamento, tanto desse homem quanto da mulher que citei anteriormente, era apertar o botão reset da vida. Começar de novo, do jeito correto, ressignificando os pontos críticos que os adoeciam. Não quero dizer que a cirurgia seria inútil, mas sim que a questão era mais profunda: sem reset, novas cirurgias sempre seriam necessárias, e não haveria redução do risco de morte.

Uma paciente aceitou o desafio e floresceu. O outro, infelizmente, deixou de ir às atividades do programa e parou de responder aos telefonemas e às mensagens.

Em 2014, Egger e Dixon publicaram um importante artigo chamado "Além da obesidade e estilo de vida: uma revisão dos determinantes das doenças crônicas no século 21".[*] No texto, eles mostram que quando analisamos qualquer doença crônica, temos a tendência de buscar fatores de risco para nossas intervenções. E mais recentemente, a ciência trouxe com grande força o conceito de inflamação como a causa das principais doenças crônicas. Citei em meu primeiro livro, *Viva a sua cura*, que a inflamação é a base das principais doenças cardiovasculares. Ou seja, precisamos ter clareza de que nosso inimigo é a inflamação. Porém, mesmo isso que chamamos de inflamação crônica de baixo grau, ou "metainflamação", tem causas, causas das causas e causas das causas das causas.

Veja na tabela a seguir o que com frequência é claro para a maioria dos médicos: que peso (índice de massa corpórea), indicadores de inflamação, níveis sanguíneos de glicose e colesterol etc. podem aumentar o risco de doenças, como as cardiovasculares, por exemplo.

---

[*] Egger, G.; Dixon, J. "Beyond obesity and lifestyle: a review of 21st century chronic disease determinants". *Biomed Res Int*. 2014;2014:731685. DOI: 10.1155/2014/731685. Epub 2014 Apr 7. PMID: 24804239; PMCID: PMC3997940.

Doenças crônicas	
Metainflamação	
Fatores de risco	Hipertensão arterial, alterações de colesterol, marcadores inflamatórios alterados, aumento de circunferência abdominal, gordura no fígado, alterações renais, apneia do sono.
Causas proximais	Nutrição ruim, sedentarismo, sono inadequado, hiperexposição a tóxicos.
Causas mediais	Relações sociais tóxicas, estresse, relação insalubre com a tecnologia, falta de acesso à alimentação saudável, problemas financeiros.
Causas distais (sem controle por parte do paciente e do médico)	Questões socioculturais, políticas, econômicas e ambientais e falta de acesso a sistemas de saúde e alimentação adequados.

Porém, quais as causas dessas alterações? Para as primeiras, que na tabela os autores* chamam de causas proximais, podemos pensar no sono inadequado, no sedentarismo ou na alimentação ruim. Entretanto, um sono inadequado, uma nutrição ruim, hiperexposição a tóxicos e uma vida sedentária também têm suas causas, que o autor chama de mediais. Os exemplos são relações sociais ruins — como problemas no casamento, questões familiares —, pobreza ou problemas financeiros, estresse no trabalho, por exemplo, falta de acesso à alimentação saudável e relação insalubre com a tecnologia.

Ainda assim, essas complicações também têm as próprias causas, ainda mais "distais", ou seja, causas que tanto o paciente quanto o médico têm menor controle. Por exemplo, a política econômica do

---

* Adaptado de Egger, G.; Dixon, J. "Beyond obesity and lifestyle: a review of 21st century chronic disease determinants". *Biomed Res. Int.* 2014;2014: 731685. DOI: 10.1155/2014/731685. Epub 2014 Apr 7. PMID: 24804239; PMCID: PMC3997940.

país — que interfere no poder aquisitivo do paciente —, acesso a sistemas de saúde e alimentação adequados, questões climáticas, uma guerra em outro continente que possa afetar o seu segmento de trabalho e cause desemprego, ou até mesmo fatores socioculturais. É nessa complexidade de causas que olhar para si é fundamental no processo de cura. Pense em quantas variáveis, quantas causas possíveis há para a mesma doença. Seja obesidade, diabetes ou um caso de aterosclerose que precise de *stent* nas artérias do coração, perceba que é o olhar sincero e despido no espelho que nos permitirá usar uma agenda para planejar a ação e, então, executá-la com metas plausíveis, exequíveis e sustentáveis.

Não existe reset saudável sem uma boa estratégia na agenda — nosso segundo objeto como recurso de cura e sucesso, que simboliza um plano de ação para o propósito que pretendemos. No programa, escolhemos o protocolo WOOP para abordagem comportamental, uma ferramenta muito usada tanto por quem trabalha com coach em saúde, como pelo mundo corporativo. Ademais, pode ser útil para a sua vida pessoal. Basicamente, o WOOP segue quatro passos:

1 Primeiro é o *wish*, palavra em inglês que significa desejo. Qual o desejo do paciente? Qual o desejo da pessoa que está recebendo a ajuda? É importante que esse tópico seja de autoria exclusiva do paciente. Durante o processo de "usar uma agenda", você vai aprender que saber escolher o seu desejo é uma das estratégias de sucesso para um reset saudável. Durante esse dilema de qual a plausibilidade do desejo, o mais importante é garantir que, independentemente do resultado de curto prazo, o vínculo esteja assegurado. É o processo de testar os limites dos desejos que trará acurácia para sua mente. Em outras palavras, temos um trânsito constante da agenda para o par de tênis — nosso terceiro objeto, que simboliza a execução do projeto —, visto que, ao planejar, eu crio uma ideia, testo o planejamento e depois preciso prosseguir com a execução. Então, novamente, preciso reavaliar essa execução e planejar novamente, para executar melhor ainda.

2 O primeiro "O" vem do inglês *outcomes*, que significa desfecho, e eu traduzo no contexto da nossa abordagem como métrica ou meta. São metas de curto prazo que permitem analisar se estamos no caminho correto rumo ao desejo. Ao longo do livro, vamos entender com mais detalhes como criar essas métricas, pois é fundamental que elas estejam muito bem desenhadas. Aqui, o auxílio de um profissional ou de um grupo de profissionais que conheça o paciente em profundidade é fundamental, para que ele possa escolher as melhores metas e métricas. Para conseguirmos contextualizar o protocolo WOOP, adianto que uma boa estratégia é usar o conceito de metas SMART, pois a meta precisa ser mensurável e ter um prazo determinado.

3 O segundo "O" é de *obstáculos*, e o objetivo é entender quais dificuldades o paciente prevê enfrentar dentro do prazo combinado no item anterior. É importante delimitar o tempo, pois a tendência inicial do paciente é pensar que não terá dificuldades. Quando, no primeiro tópico, tratamos de testar mentalmente a execução do plano, isso envolve entender como ele funciona e identificar os possíveis obstáculos que podem nos distanciar da meta proposta. Se a pergunta fosse apenas: "Quais obstáculos você avalia que deve enfrentar?", a resposta seria invariavelmente "nenhuma", ou menos que o previsto. Aqui, a melhor maneira que as técnicas de entrevista motivacional propõem para ajudar o paciente nesse exercício é perguntar: "Em uma escala de 0 a 10, em que 0 é completamente sem confiança e 10 é completamente confiante, que nota você daria para seu nível de confiança para executar esse plano?". Se o paciente responder qualquer número menor que 10, pergunte: "Porque essa nota, e não uma maior?". A resposta deve ser preenchida no campo de obstáculos. Caso o paciente responda que a nota é 10, peça que ele explique o que faz com que se sinta tão confiante. Esse exercício de diálogo ajuda o indivíduo a verbalizar suas dificuldades. Com isso, ele caminha em direção ao autoconhecimento e cria mais vínculo com o profissional.

4 O último passo do protocolo é representado pela letra P, de *plano*. Qual plano vamos definir para superar os obstáculos detectados anteriormente? Esse ponto é a transição plena da agenda para o par de tênis. O momento de planejar a execução. Nesse campo, é importante estabelecer "combinados" que servirão de contrato do paciente consigo mesmo, a fim de superar as dificuldades avaliadas.

Toda essa jornada de olhar para si, trazer conclusões concretas e permitir-se o autoconhecimento precisa ter um início. Só se aperta o botão reset depois que já foi apertado o botão start. Ninguém "reseta" aquilo que não começou.

A pergunta que mais ouço no consultório quando trago um diagnóstico: "O que causou a minha doença?". Talvez, em uma analogia em relação à vida, você se encontre em uma situação tão complexa para mudar e resolver o problema que se pergunte: "Por onde eu começo?".

Sempre explico aos meus pacientes: problemas complexos exigem soluções estruturadas, como demonstrei nos dois casos que citei. Doenças crônicas são resultado de um processo complexo, um emaranhado de hábitos, adaptações e escolhas que produzem uma base estrutural de estilo de vida ruim e causam o adoecimento.

É quando você olha para essa bagunça de problemas e questões, quando compreende que está difícil, quando parece que seria mais fácil começar de novo do que corrigir a rota, que eu trago a seguinte mensagem: existem ferramentas para você arrumar a própria vida e a própria saúde que podem, na linha do tempo da sua história, significar um reset. Um reset saudável e maduro, que vai explorar o seu máximo potencial e trazer muito sabor de vida.

3

Por que ativar o seu reset?

"Esse é um novo tipo de cruzada, caro cavaleiro, uma que requer mais coragem do que todas as outras batalhas que você já enfrentou antes."

Robert Fisher, *O cavaleiro preso na armadura*

Sempre fui apaixonado por datas. Gosto de lembrar datas, as relações dos eventos com memórias afetivas. Por vezes me vejo pensando em acontecimentos que, apesar de longínquos, despertam sentimentos ainda muito patentes. Penso ser características de uma pessoa emocionada com boa memória.

Gosto de gente, gosto de conversar e tenho muito prazer em encontrar pessoas que não vejo há muito tempo. Talvez por isso, nos anos 2000, passei a usar tanto as redes sociais. Usei o extinto Orkut, depois vivi o êxodo para o Facebook, e agora estou na era do Instagram. Vejo que, aos quarenta anos de idade, me considero um veterano desse tipo de interação.

Nem todos da minha geração viveram ou se sentem à vontade com essa hiperexposição das redes sociais — e confesso que saber disso faz com que esse jovem senhor sinta-se ainda mais jovem. Fui um dos primeiros médicos da minha área a oferecer conteúdos gratuitos sobre cardiologia nas redes sociais. Em 2016 abri meu canal no YouTube, o Meu Coração Saudável, e de lá para cá já se vão oito anos fornecendo informações de qualidade na internet com regularidade.

Costumo dizer que expandi meu consultório para muito além dos limites geográficos da minha cidade ou região, no interior de São Paulo, e passei a ter contato com dezenas ou até centenas de milhares de pessoas de todos os tipos e de todos os lugares. Meus seguidores/pacientes chegam até mim, via de regra, por dois motivos. O primeiro pela busca por conteúdos sobre estilo de vida saudável de um cardiologista que corre maratonas. O segundo é por medo da complexidade de adoecer de uma moléstia cardiológica.

A principal doença que leva as pessoas a me procurarem pelas redes sociais e, posteriormente, a irem ao consultório é a aterosclerose, que popularmente chamamos de "placas de gordura". Esse nome gera uma péssima analogia, porque desperta no imaginário do paciente que qualquer tipo de gordura acumulada no sangue fica nos cantos das artérias da mesma maneira que encontramos um caixa de gordura no encanamento de casa. Entretanto, um sistema arterial é muito mais complexo que o encanamento de uma casa, e o mecanismo de formação das placas de aterosclerose é repleto de reações e detalhes tão peculiares, além de diversos entre os indivíduos, que raramente conseguimos delimitar a ordem desse processo com clareza.

Ao receber o diagnóstico, o paciente geralmente me pergunta: "O que causou essa placa? Foi o cigarro? A genética? Seria algo que comi? Culpa do colesterol?". A verdade é que existe uma teia emaranhada de fatores no que hoje chamamos de metainflamação, citada anteriormente.

A metainflamação é um processo inflamatório crônico, de origem multifatorial. Ela acontece ao longo de muitos anos ou décadas, por causas múltiplas que fazem com que o corpo humano esteja inflamado. Alguns desses fatores podem ser: uma dieta pró-inflamatória, estresse ativando mecanismos que favorecem a inflamação, sedentarismo, acúmulo de gordura na região abdominal (que possui um papel central na mediação de hormônios e substâncias sinalizadoras de inflamação), doenças genéticas que causam aumento do colesterol mesmo sem uma alimentação ruim, tabagismo, abuso de álcool, poluição das cidades... Enfim, proponho essa lista extensa, ainda que incompleta, para que o leitor compreenda que a razão por trás do adoecimento não é única. Na verdade, quase nunca é possível apontar uma única causa.

Quando me desafiei a escrever um livro, o *Viva a sua cura*, busquei um recurso de discurso desafiador para, por meio do título, viabilizar o diálogo com o leitor e com os médicos com quem me relaciono, em especial no contexto da Medicina do Estilo de Vida, para nos perguntarmos: "Como discutir cura em um contexto de doenças crônico-degenerativas que têm como característica uma evolução arrastada, progressiva, e que, com muita frequência, produz pacientes que necessitarão do uso de medicação por toda a vida?".

Como já expliquei, boa parte desses progressos de adoecimento que envolvem as doenças que mais matam no século XXI tem como causa principal a maneira como o paciente vive. Essas doenças são: infarto agudo do miocárdio, acidentes vasculares cerebrais, cânceres e demências com todas as possíveis combinações e apresentações diversas. O que chamo de "a maneira como o paciente vive" traduz o comportamento que deixa a pessoa doente.

O modo de viver a própria vida tem correlação com o que se come, com os mecanismos de fome e saciedade, com o humor, com a maneira como se administra as frustrações, com os limites que você estabelece para os compromissos da própria agenda... Enfim, foi nessa viagem reflexiva sobre os motivos pelos quais os meus pacientes adoecem que conheci a Medicina do Estilo de Vida com seus pilares terapêuticos — alimentação saudável, prática regular de atividade física, gerenciamento de estresse, redução do consumo de substâncias tóxicas, relacionamentos saudáveis e sono de qualidade.

Concluir e poder renomear, reagrupar, reclassificar a causa do processo de adoecimento dos pacientes ampliou demais a minha compreensão sobre o assunto. Foi a partir desse entendimento que percebi que, com frequência, o que causa o adoecimento das pessoas são suas relações com o mundo: a maneira como se relacionam com as próprias emoções, expectativas, parentes, cônjuge, filhos, colegas de trabalho, sonhos, empregos, dinheiro. Em outras palavras, não é possível obter cura sem redimensionar a relação com o mundo externo.

Agora, imagine uma situação: um paciente obeso, trabalhador, estressado, que tem uma relação afetuosa com a comida e cuja principal maneira de demonstração de afeto em casa é ao redor da mesa, com uma alimentação hedônica. Um indivíduo que, por sentir o preconceito da sociedade em relação à obesidade, se cobra para demonstrar capacidade e buscar reconhecimento pelo sucesso profissional e pelo poder econômico. Veja que esse é um perfil de paciente bastante comum.

A pergunta que surge é: como cuidar da obesidade dessa pessoa? Faz sentido reduzir o tratamento a uma injeção diária ou semanal de algum remédio? Porventura um procedimento cirúrgico mudaria as raízes desse processo de adoecimento? A resposta a todas essas perguntas é não! Tanto que, nos últimos cinquenta anos, não houve nenhum país do mundo capaz de reduzir a prevalência de obesidade de um ano para o outro. Justamente porque o problema é multifatorial. Uma cena recorrente nos consultórios são pacientes que ganham peso e retornam à obesidade após terem pedido dezenas de quilos com tratamentos tradicionais isolados. Os casos de sucesso são justamente aqueles que, de alguma forma, conseguem mudar o estilo de vida da pessoa.

Casos assim são sobretudo mais comuns em consultórios cardiológicos. E quando ampliamos a visão, vemos que é impossível um médico que atua no modelo tradicional mergulhar com profundidade e ajudar esse paciente a construir saúde.

Você entende que o adoecimento não tem uma causa clara? Não é possível saber exatamente onde começa a obesidade, por exemplo, nem se o processo crônico de superávit calórico atua como causa ou como consequência. Fato é que o viver desse paciente o conduz por uma espiral negativa, ou seja, cada evento o leva ao passo seguinte de piora do quadro clínico, um caminho contínuo e lento que culmina em doenças graves.

Perceba, ademais, que com frequência podemos viver processos semelhantes que não necessariamente envolverão doenças. Gosto muito da história com a qual Charles Duhigg inicia o livro *O poder do hábito* (Objetiva, 2012), quando fala de Lisa Allen, uma mulher de 34 anos que até os seus vinte e poucos anos vivia uma história de luta contra o consumo abusivo de bebidas alcoólicas, o tabagismo e a obesidade. Como se não bastasse, ela estava sendo perseguida por órgãos de cobrança por uma dívida de 10 mil dólares. Lisa tinha no currículo uma extensa lista de empregos, cujo mais longo durara menos de um ano, e uma vida amorosa fracassada. Após uma experiência traumática, a mulher faz uma viagem com o pouco crédito para o Egito. Certo momento, que eu poderia descrever como uma mistura de surto de raiva com um clímax de epifania, termina com uma resolução: ela decidiu correr uma maratona no Egito.

A partir dessa decisão, Lisa começou a mudar seus hábitos e, consequentemente, a sua saúde. Parou de fumar e perdeu peso, gerando dividendos para a sua vida pessoal, como a melhora no comportamento profissional e nos relacionamentos amorosos. A transformação radical tornou-se objeto de estudo de Duhigg, que se propôs a compreender o que aconteceu com o cérebro daquela mulher que, de um estado de profundo desânimo, em uma vida marcada por maus hábitos, tornou-se feliz, próspera e saudável.

No livro *O cavaleiro preso na armadura*, Robert Fisher conta uma bela história que será objeto de ilustração em outras partes deste livro. Trata-se da fábula de um cavaleiro que adorava ser cavaleiro, cumpria com muita alegria suas funções, matava dragões e resgatava as donzelas. Aliás, veja o paradoxo: as resgatava mesmo quando não queriam ser resgatadas, o que fazia com que nem todas as donzelas fossem tão gratas assim a ele.

Esse ilustre cavaleiro tinha uma família, uma esposa e um filho, e andava pelo reino com uma armadura maravilhosa, brilhante. Gozava de uma reputação invejável. Ele gostava tanto dessa armadura que, aos poucos, aumentou o tempo de uso dela, até que chegou o dia que não a retirava mais. Acordava e dormia com a armadura e prosseguia seu trabalho com maestria. Certo dia, o filho perguntou para a mãe como era o pai sem a armadura, já que não conseguia se lembrar.

A história evolui por uma bela jornada de autoconhecimento — e poderemos conversar sobre seus detalhes ao longo dos capítulos. Mas, resumidamente, após muita pressão, o cavaleiro se viu preso na armadura: ela não saía mais de seu corpo. E ele não conseguiu entender a sequência de eventos que o tornaram refém do maior símbolo de sucesso, respeito e orgulho que poderia ostentar. A armadura era o seu atestado de competência, porém ninguém mais o reconhecia, tampouco seu filho, que guardava apenas uma antiga foto do pai.

Sem entrar em detalhes da viagem que o cavaleiro fez pelo Caminho da Verdade a fim de se livrar da armadura, note que mesmo com as tarefas mais legítimas e nobres nós podemos ligar o piloto automático e viver uma sequência de eventos que nos levarão a um momento de vida em que precisaremos repensar tudo. Eu, por exemplo, tento tomar cuidado, porque a minha "armadura" de médico pode atrapalhar o meu raciocínio, limitando tudo o que tenho dito sobre saúde biológica.

Quando ligamos o piloto automático, temos a tendência de, ao longo de alguns anos ou décadas, caminhar para um estado muito diferente de quem realmente somos. Nesse ponto, torna-se necessário uma pausa a fim de recomeçar.

É nesse contexto de complexidade, seja do adoecer, seja do viver, que trago a analogia do reset. A minha geração descobriu esse botão antes da era dos computadores. Eu mesmo descobri a função reset jogando o clássico video game Atari, que com frequência travava e era necessário apertar o botão de reiniciar. Eventualmente, quando a evolução do jogo estava muito ruim, também apertávamos o reset e começávamos de novo, na tentativa de ter maior sucesso e um progresso melhor na partida. Nos anos 1990, tivemos contato com os computadores e até hoje, quando temos dificuldade com um aparelho eletrônico, o técnico pergunta: "Já reiniciou?". Aliás, recentemente descobri que meu celular possui uma função chamada *power reset*, que seria um reset ainda mais potente.

Com essa analogia, a minha proposta é mostrar que quando a situação fica difícil, quando a complexidade é grande, quando a gente não sabe o que veio antes nem qual problema resolver primeiro, eu proponho uma forma simbólica de lidar com a questão, buscando o mesmo objetivo da criança que jogava o Atari. Proponho ferramentas para você começar de novo. Digo simbolicamente pois, apesar de a analogia parecer boa, na vida real temos responsabilidades, relacionamentos e posições que não nos permitem simplesmente apertar um botão e apagar tudo o que foi feito. Por isso, precisamos de estratégias.

Com um diagnóstico bem definido, um bom plano de ação e uma boa execução, conseguimos recomeçar — e com menos conjecturas e mais ações. Compreenderemos o "como" a partir da analogia do espelho para o diagnóstico, da agenda para o planejamento e do par de tênis para a execução. Esses objetos serão muito úteis para que possamos entender o processo como um todo. Afinal, se fosse tão fácil mudar, todos mudariam sempre que necessário. Porém, as pessoas têm dificuldade nesse caminho justamente por não conseguirem operar as ferramentas necessárias para levá-las adiante.

Às vezes, o problema está na capacidade de se olhar no espelho. Há casos em que as pessoas simplesmente não conseguem desenvolver autocrítica sincera o suficiente para realizar um diagnóstico correto sobre a própria vida. Eu chamo esses problemas de "as doenças do espelho". Da mesma maneira, há aquelas que têm graves questões com suas agendas, não apenas no sentido de gerenciamento, mas também no de compreender como realizarão as mudanças necessárias e no de se planejar. Não conseguem traçar um plano, uma meta. Aqui, dou o nome de "as doenças da agenda". Por fim, há indivíduos cuja limitação está na execução, pessoas que sabem exatamente o que precisam mudar, sabem como fazer, mas, por algum motivo, não conseguem executar o planejado. Nesse caso, chamaremos de "doenças do par de tênis".

Ouso dizer que negligenciar o olhar no espelho, negligenciar a inclinação do seu cérebro a desenvolver um plano exequível de ação dentro de uma agenda e negligenciar colocar um par de tênis são os três principais sabotadores que levam as pessoas a processos de doenças crônico-degenerativas, bem como a processos de declínio do viver. São sabotadores que tiram a potência da existência e o sabor da vida, levando esses indivíduos a viverem por menos tempo — ou, pior que isso, a apenas existirem, sem que vivam.

Nas próximas páginas, eu convido você a ter momentos de reflexão profunda. Abra a sua mente, desperte-se para compreender as analogias e as novas nomenclaturas propostas — visto que na Classificação Internacional de Doenças (CID) não existe nenhuma menção a qualquer objeto como espelho, agenda ou par de tênis. Mas acredite: à medida em que você compreender como usá-los, se tornará um mestre na arte do viver, capaz de iniciar e reiniciar experiências. Com isso, se permitirá florescer na existência, ocupando o seu espaço neste mundo com alegria e potência.

PARTE 2

As doenças do espelho

4

Conhece-te a ti mesmo

Uma vez fui ministrar uma palestra sobre economia da saúde e o potencial da Medicina do Estilo de Vida para ajudar a construir um sistema de saúde viável. O público presente era formado por profissionais de saúde, em sua maioria médicos, e eu tentei demonstrar os interesses dos diversos *players* da "indústria da saúde". O mais importante de toda a palestra era fazer aquelas pessoas entenderem quem eram no "jogo de xadrez". Assim, compreenderiam como contribuir para a construção de um sistema de saúde economicamente viável. Talvez a maior marca daquela palestra tenha sido a pergunta: "Quem é você no jogo de xadrez?".

Toda vez que ministro mentorias sobre negócios em saúde, ou quando ajudo pacientes em contextos mais amplos, em assuntos de vida que vão além do biológico, noto que é fundamental a pessoa saber exatamente quem é, como é e como está posicionada hoje. Tudo isso começa com uma boa e precisa visão inicial do indivíduo sobre si.

A frase que dá o título a este capítulo encontra-se no pórtico de um templo grego na cidade de Delfos. Apesar de ser atribuída a Sócrates, o principal consenso é que tenha sido proferida por um oráculo de Apolo, considerado deus da beleza, da perfeição e da razão. Sócrates teve papel fundamental na construção da filosofia ao demonstrar que as pessoas *não se conheciam*. Em sua frase mais clássica, "só sei que nada sei", ele tentou deixar claro que, por mais que se esforçasse, jamais seria capaz de alcançar o conhecimento pleno.

Ao interpelar sábios atenienses sobre assuntos como virtude, coragem, justiça e esperança, Sócrates percebeu que não conseguiria obter desses mestres boas definições desses atributos, apenas exemplos, o que demonstrava que, por mais sábios que aqueles homens pensassem ser, ainda assim tinham visões limitadas e repletas de preconceitos.

Há anos defendo que, para uma pessoa mudar de vida, ela deve passar por fases de preparação emocional e psicológica, a fim de enfrentar a transformação. Dentro dos estudos de ciência de comportamento, os professores Prochaska e Velicer,[*] em uma série de artigos, descreveram nos anos 1980 as fases pelas quais o indivíduo precisa passar para que possa experimentar uma mudança de vida. Nós chamamos de estados emocionais de prontidão para mudança, ou seja, quão pronta a pessoa está para mudar: pré-contemplativo, contemplativo, ação e manutenção.

Fases de evolução no processo de prontidão para mudança			
Pré--contemplativo	Contemplativo	Ação	Manutenção
A pessoa não reconhece a necessidade de mudar.	A pessoa reconhece a necessidade de mudança, porém não de modo concreto para a execução.	A pessoa já possui um plano para mudar e inicia a execução (primeiros seis meses de mudança).	Já se passaram seis meses após a mudança do comportamento, agora é hora de mantê-lo.

No estado pré-contemplativo, existe uma completa negação perante a necessidade de mudança. Um paciente que fuma, por exemplo, negaria a necessidade de parar de fumar, citando exemplos de

---

[*] Prochaska, J. O.; Velicer, W. F. The transtheoretical model of health behavior change. Am J Health Promot. 1997 Sep-Oct;12(1):38-48. DOI: 10.4278/0890-1171-12.1.38. PMID: 10170434.

pessoas que viveram muitos anos fumando e que, portanto, não é imperativo acreditar naquilo que é falado sobre os males do tabaco.

Já no estado contemplativo, o paciente tem consciência da necessidade de mudança, porém não possui um plano concreto para realizá-la. Em algum momento, começará a se preparar por meio de uma estratégia (criará uma agenda) e partirá para a fase de ação, quando enfim começará a executar a mudança (colocará o par de tênis). Após seis meses da mudança do hábito, a pessoa entrará na fase de manutenção.

Acredito profundamente que, entre o estado pré-contemplativo e o contemplativo, há uma fase intermediária, a qual chamo de *rendição*. Não tenho a pretensão de construir nenhuma teoria científica sobre esse estado intermediário — tampouco tenho a esperança de que se torne uma tese e seja encontrada e lida em periódicos científicos clássicos. Mas trago a análise e uma fala com a qual ajudo a mim mesmo e a meus pacientes a melhorarem: para apertar o botão reset precisamos entrar no estado de rendição. Ou seja, a pessoa precisa parar de se defender, no sentido de "eu me rendo, compreendo minha falha e aceito ajuda para mudar".

Atender uma pessoa que não quer ser ajudada é muito difícil. Na fábula do cavaleiro preso na armadura, ele libertava todas as donzelas, inclusive aquelas que não queriam ser salvas e, por isso, nem todas eram gratas. Existe um trajeto individual no processo decisório de mudança, no qual a pessoa tem o seu tempo de maturação. Insistir em orientações excessivamente assertivas pode prejudicar esse caminho e impedir que a pessoa amadureça a ideia da mudança no próprio ritmo. É possível, sim, que um profissional de saúde, um mentor ou um coach acelere a jornada do paciente de encontrar o próprio reset e ajude-o a concluir que é necessário apertar o botão. Mesmo assim, a transformação só será efetiva se houver um movimento ativo do indivíduo como agente da própria mudança — inclusive, essa é a tônica da Medicina do Estilo de Vida.

Aquele Bruno Colontoni que não se enxergava obeso recebia algumas sugestões e críticas construtivas da esposa e da mãe sobre seu peso, seu baixo nível de autocuidado e sua negligência com o próprio corpo. Mas, naquele momento, eu estava no meu estado pré-contemplativo, em total negação. Certa vez, em uma viagem de família, me ocorreu algo que já era reflexo de um olhar no espelho sobre a minha obesidade. Mas veja que mesmo o reflexo correto no paciente que não quer se enxergar é insuficiente para incentivar a mudança.

Em 2010, eu estava no meu terceiro ano de residência. Já havia concluído clínica médica e fazia o primeiro ano de cardiologia. Nas férias, fomos com a família para Cancún. Éramos três casais: minha irmã e meu cunhado, meus pais, e minha esposa e eu.

Eu carregava o sonho de mergulhar e, ao chegar a Cancún, convenci minha irmã e meu cunhado a embarcarem nessa aventura comigo. Claro que meu desejo era a experiência completa. Para me sentir mergulhador, precisava ser com traje completo, então, procurei aquela roupa de neoprene, típica dos mergulhadores autônomos. Mas qual não foi a minha surpresa quando, ao me olhar no espelho com a roupa de mergulho apertando minha barriga, me vi com aquele clássico formato do paciente com síndrome metabólica — abdome pronunciado e com a aparência redonda, como uma melancia?

Senti vergonha. Desci a parte de cima do macacão até o momento de mergulhar e, ao subir novamente no barco, desci o macacão de novo, não por calor, mas por vergonha do meu corpo. Apesar de tudo isso, o que senti não foi suficiente para eu compreender que se tratava de obesidade, que eu precisava tomar uma atitude. Ao voltar do mergulho, fiquei impressionado, mas não mudei meu estilo de vida. Mantive-me obeso até que as dores no ombro de uma bendita lesão por esforço repetitivo me conduziram à prática regular de atividades físicas. Porém, isso só se deu em fevereiro de 2014.

O que aconteceu naquele dia do mergulho em Cancún? Um homem na fase de negação se olhou no espelho. Estava com a guarda alta, em estado de defesa, e quando o espelho mostrou quem eu era, isso não foi suficiente para me ajudar a caminhar no processo de prontidão para mudança.

Para que o espelho seja eficaz, é importante que a pessoa aceite enxergar aquilo que estiver vendo, mesmo que a figura não seja a mais desejável. É preciso que esteja disposta a aceitar ajuda, que esteja disposta a procurar ajuda, que compreenda que mais importante do que encontrar culpados para aquele reflexo, muitas vezes distante do ideal, é o fato que está ali, diante de você. É passível de mudança apenas a partir do desejo de uma única pessoa: o próprio indivíduo.

E talvez o leitor se pergunte: "Então do que adianta mostrar o espelho para alguém que não deseja se enxergar?". Aqui é importante pontuar: a vida proporciona reflexos a todo momento, assim como, ao caminhar na rua, você pode ver seu reflexo em um vidro qualquer, mesmo sem querer. Aquele Bruno foi colocado diante de um espelho ao vestir o macacão de neoprene. Aquilo foi perdido? Não, vide o que cito aqui catorze anos depois, ao escrever este texto. Porém, naquele momento, foi um reflexo insuficiente para a mudança para um homem que tratava o autocuidado no piloto automático. Mesmo em casos assim, sucessivos olhares para o espelho podem nos ajudar a, aos poucos, induzir desconforto e conscientização suficientes para que a transformação comece de fato.

Guimarães Rosa possui um conto chamado "O espelho", que tem menções ricas em relação a como um simples olhar pode mudar a sua vida. Quando li o texto, parecia que eu tinha lido um estudo científico, de tão profundo. No conto, o narrador descreve quase que um experimento científico de suas reflexões metafísicas ao se olhar para um espelho. Ele conta que realizou um experimento no qual a metodologia limitou à análise de espelhos planos (vamos falar sobre isso no próximo capítulo, visto que outros tipos de espelho podem deformar pelas leis da óptica o resultado visual do objeto). Aos poucos, conforme ele amadurecia seu processo de autoconhecimento, a sua autoimagem também melhorava. Eu tenho grande um carinho por Guimarães Rosa porque ele era médico e escritor e por ter esse olhar para o metafísico que me inspira em minha prática profissional.

O grande desafio do ser humano é aceitar olhar para si mesmo e ver que não é aquilo que imaginava ser. Quebrar o imaginário que temos de nós mesmos é um paradigma fundamental para começar de novo da maneira correta. E muitas vezes, o que as pessoas dizem acerca de nós atrapalha demais aquilo que sabemos que somos ou que não somos.

Desde a minha adolescência, sempre busquei corresponder à expectativa das pessoas ao meu redor. Com o tempo, descobri que por meio da simpatia, do acolhimento, do afeto e da atenção, eu conseguiria melhores vínculos — acredito que possuo uma habilidade especial no quesito "relações interpessoais". Porém, aos poucos, adquiri uma imagem de "perfeitinho" junto a um círculo próximo a mim. Um bom moço que correspondia às expectativas afetivas, religiosas, laborais e familiares. Assim, começou um ciclo de retroalimentação ao longo da minha vida, do tipo "ele é merecedor de viver bons momentos".

Nunca acreditei exatamente nisso, em especial porque não me achava merecedor das coisas boas. Sempre conheci meus defeitos, então nunca internalizei completamente essa figura de perfeitinho. E mais: eu também via nos hospitais muitas doenças ruins acontecendo a pessoas maravilhosas. Ou seja, a prática profissional me mostrou com muita clareza que coisas ruins acontecem para pessoas boas e más. Todos sofrem, sofreram e sofrerão.

Em novembro de 2017, chegou minha vez de sofrer. Davi, meu filho mais novo, foi diagnóstico com um tumor cerebral. Foram dias duros, e depois que tudo transcorreu bem, depois de dias de apreensão e sofrimento, já aliviados, fizemos um devocional em família de agradecimento, durante a virada daquele ano. Na ocasião, um primo comentou solenemente: "Por que com o Bruno?", no sentido de: "Um cara que sempre fez tudo certinho... por que com ele?".

Apesar da gentil opinião do meu primo e de muita gente que gostava de nós e nos acompanhou naquela época — realmente fomos abraçados por nossa família e comunidade —, ser pai de uma criança de dois anos e meio com um tumor cerebral gigantesco não produziu em mim o dilema de "recorrer" ao meu currículo de bom moço e indagar ou barganhar com o divino sobre o direito de cura do meu filho ou qualquer exigência de uma vida feliz. Isso se deu por dois motivos: primeiro por essa plena convicção de que o sofrimento humano está dado a todos; segundo por saber que todos nós temos imperfeições. Não somos completamente bons moços, assim como não somos completamente maus. Eu não buscava essa imagem de bom mocismo simplesmente pela imagem, buscava fazer o bem pelo bem, para estar bem e viver bem. Acreditava que o tratar bem as pessoas era uma disposição a viver bem com as pessoas. Nesse aspecto, eu tinha a clareza de ter olhado no espelho e saber quem eu era. Não me deixei levar pela imagem que eu produzia nas pessoas.

Silenciar o mundo e olhar para si é o segredo para começar no autoconhecimento. É o primeiro passo. Quanto mais agradáveis são as palavras de quem te elogia, mais potencialmente enganosas elas são e maior é o poder que ganham de distorcer a imagem do espelho. Em seu *Diários da presidência* (Companhia das Letras, 2015), Fernando Henrique Cardoso conta que tomava muito cuidado com o que as pessoas diziam sobre como estava a vida dos brasileiros, pois o posto de presidente da República gerava ao seu redor uma redoma necessária, mas potencialmente enganosa, de informações que chegavam a ele, ainda mais em uma era quase pré-internet.

Outro texto da nossa literatura que fala sobre o tema é "O espelho", de Machado de Assis, que conta a história de um homem chamado Jacobina que, ao enfrentar a solidão, recorre a se olhar em um espelho, mesmo sozinho com seu traje de alferes, um cargo militar importante da época. O conto mostra como as impressões externas, os cargos e as conquistas profissionais podem ser um recurso para fugirmos da compreensão dos problemas verdadeiros. Do mesmo modo, o elogio também pode ser um fator que distorce o espelho e altera a percepção que o indivíduo possui de si mesmo.

Você só estará pronto para viver a melhor fase da sua vida se conseguir vencer o medo de que, talvez, tenha defeitos que não gostaria de ter; que muitas vezes vai parecer com pessoas que não gostaria de parecer; que vai se comportar ou já se comportou de maneira que não gostaria de ter se comportado. Você precisa entender que nem tudo que falam de você é verdade, mesmo que seja bom, que muitas vezes não é tão conveniente acreditar demais nos elogios, e que, assim como o cavaleiro que queria se soltar da armadura ou como o personagem de Guimarães Rosa, você precisa ter coragem de se olhar no espelho, porque é por meio dessa imagem que poderá produzir um plano real, concreto e eficaz, a fim de começar e recomeçar quantas vezes forem necessárias.

Sobre essa experiência de se olhar no espelho, o personagem de Guimarães Rosa diz: "Dela me prezo, sem vangloriar-me. Surpreendo-me porém, um tanto à-parte, de todos, penetrando no conhecimento que os outros ainda ignoram". E continua: "O senhor por exemplo, que sabe e estuda, suponho que nem tenha ideia do que seja na verdade um espelho".

Conheço pessoas poderosas e estudadas, homens com os maiores títulos acadêmicos que, por não se olharem no espelho, não viveram a experiência de crescimento pessoal. Por isso, precisam vestir suas armaduras ou fardas todos os dias para se olharem no espelho, pela dor da incapacidade de saberem como realmente são. Profissionalmente perfeitos, mas com uma personalidade frágil, emocionalmente infantis e, em muitos casos, com a saúde mental e física abalada, incapazes de se curarem e de ajudarem seus pacientes de verdade.

Precisamos ter além de coragem, pois apenas ela não basta. Precisamos escolher o espelho correto, como no texto do Guimarães Rosa. A viagem para o reset, a viagem para a cura, precisa ser com espelhos planos, confiáveis e seguros. Vamos adiante para perceber o que, de fato, significa olhar no espelho.

5

"O rei está nu!"

Em nossas clínicas, temos diversos aparelhos, como eletrocardiograma, ultrassom, para medir pressão arterial, para medir frequência cardíaca... Enfim, aparelhos para uma variedade de exames. E, anualmente, precisamos recalibrá-los.

Imagine a cena: um paciente com transtorno de ansiedade potencialmente grave vem para uma consulta médica com palpitações, e o aparelho de medir pressão arterial aponta para uma pressão de 180×100, em vez do tradicional 120×80 (o "12×8"). Assustado, o indivíduo decide procurar um pronto-socorro, onde é medicado para uma hipertensão arterial que não existe. Com isso, tem um efeito colateral de hipotensão arterial e, em um dia de sol, passa mal, sofre um desequilíbrio e cai no chão, fratura o braço e precisa se submeter a uma cirurgia para colocar pinos metálicos para reparar o osso.

O que parece ser um desastre exagerado é um caso real que presenciei. Por uma falha na calibragem do aparelho, ele passou por tudo isso.

"Mas Bruno, por que estamos falando disso agora? O que tem a ver com o espelho e com o botão de reset?"

Antes de explicar, permita-me narrar um conto do século XIX que fala de um rei muito vaidoso, cuja preocupação principal eram suas roupas. Ele era apaixonado por roupas novas. Sua ocupação ao longo do dia era trocar de roupa e desfilar pelo reino. Certa vez, dois vigaristas, fingindo-se tecelões, convenceram o rei a encomendar uma roupa feita com um tecido tão nobre e tão mágico que só poderia ser visto por pessoas inteligentes — os tolos não poderiam vê-lo. A capacidade de convencimento e fingimento dos vigaristas era tão grande que, ao perceberem que o excesso de vaidade era o ponto mais frágil do rei, trabalharam dias em um tear vazio.

No decorrer da narrativa, o autor descreve os sentimentos do rei como "todavia temendo ele mesmo ser um tolo ou alguém incapaz de exercer sua função de rei", ele fingia ver os trajes e designava seus ministros a acompanharem a confecção. Nenhum deles via a peça. Porém, com medo de serem considerados tolos, seguiam com o fingimento e aprovavam a continuidade do projeto. Toda corte real sabia que não havia roupa alguma sendo tecida, até que chegou o dia de usá-la, e o rei desfilou pela cidade. Então, uma criança inocente, despreocupada com os julgamentos, disse: "O rei está nu!". A partir da inocência da criança, o povo se deu conta do que havia acontecido. Ainda assim, sob o argumento de "o show precisa continuar", a corte manteve o desfile.

Quando me perguntam como consigo executar tantas tarefas e manter meu nível de energia alto sem fadigar, respondo que sim, eu entro em fadiga com certa frequência. A diferença é que procuro estar muito conectado com alguns sinais vitais internos que me permitem uma leitura profunda e real de como de fato estou. Ao detectar qualquer sinal de fadiga, percebo que é hora de descansar. Permita-me fazer duas perguntas: "Quem você realmente é? Como você realmente está?". Apresentei o trecho do pensamento do rei para demonstrar que sua insegurança era muito ruim para ele e para o povo. É como se o rei pensasse: "E se descobrirem que não me sinto realmente capaz para governar?".

Compreender quem realmente somos, conhecer nosso real propósito e compreender nossos vazios, nossas fortalezas e capacidades podem ser ações muito importantes para calibrar o espelho. Lembra que o espelho do Guimarães Rosa era sobre espelhos planos? Isso acontece porque espelhos que não são planos geram distorção de imagem.

Aquele rei estava completamente desconectado da sua essência, do seu chamado, do seu foco, assim como o cavaleiro preso na armadura, assim com o Jacobina de Machado de Assis. Boa parte das chamadas "doenças do espelho" acontecem porque o indivíduo não consegue conectar todas as peças internas — o cérebro está desconectado dos olhos, do coração e da alma. Utilizando a fala do gato de Cheshire para Alice, na clássica história de Lewis Carroll: "Se você não sabe para onde ir, qualquer caminho serve", desde que ele momentaneamente atenda às suas demandas emocionais mais rasas.

Uma autoimagem adequada é fundamental para um processo de reset. A questão é que nem sempre conseguimos construir essa imagem com precisão. A falta de conhecimento de onde você deseja chegar, somada a estímulos externos — como vivência crônica em relacionamentos tóxicos, traumas de infância, afirmações negativas, excesso de cobrança dos pais ou doenças psiquiátricas (como depressão, ansiedade, burnout), insônia —, podem conduzir você a espelhos descalibrados, imprecisos, semelhantes àqueles que distorcem as imagens. Portanto, escolher o espelho certo pode ser a diferença entre preparar o caminho para cumprir seu propósito neste mundo ou expor-se à vergonha do rei pela inocência de uma criança.

Passos práticos para calibrar o seu espelho

Eu carrego comigo a preocupação de exagerar nas metáforas. Criar semelhanças entre situações e contos da literatura é muito construtivo, desde que aquele que leia consiga compreender a mensagem. Por isso, resolvi trazer passos práticos e dados concretos a fim de ajudar você nesse caminho de se enxergar e entender exatamente quem é dentro do seu contexto.

Não há dúvida que, por falta de real entendimento acerca de si, políticos sofrem derrotas vergonhosas em eleições, amigos entram em conflitos de difícil solução, cônjuges estabelecem pé de guerra dentro de casa, e adolescentes apaixonados se declaram para moças que jamais olharam para eles. E para calçar o tênis e seguir adiante, você precisa ter a real noção de onde está posicionado. Precisa ter certeza que a sua imagem não está distorcida, que você sabe quem é.

É com esse entendimento que coloco uma sequência prática a seguir, para que você possa parar um pouco e pensar, a partir desses passos, se está com o espelho calibrado. Perceba que são dados importantes para consultar todos os dias, mais que apenas dicas práticas. Esses cinco elementos são uma forma de aferir e calibrar a sua autoimagem, além de um guia para que tenha condições de compreender quem realmente é e onde está.

1
Ande com pessoas que você ama e em quem confie

Você já viveu a experiência de não ser sincero com alguém? Independentemente do motivo, existe a tendência de buscar a preservação dos relacionamentos por meio da ocultação da verdade. Veja que não usei exatamente a palavra "mentira", que seria a ausência de verdade, porque quero reservar esse termo para um significado mais sujo. O mentiroso é aquele que oculta a verdade por motivos moralmente escusos. Por outro lado, existem pequenas ocultações de verdade que têm como objetivo agradar o interlocutor.

Por exemplo, um casal de namorados que resolve cozinhar juntos. O homem quer fazer alguma receita para agradar a sua amada, porém a carne está fora do ponto e o macarrão ficou duro. No entanto, ao ser indagada sobre o jantar, ela responde: "Está tudo perfeito!". Ela está mentindo? Sim, se considerarmos a definição de mentira como qualquer ocultação da verdade. Porém, talvez não se olharmos que, para ela, o objetivo era deixá-lo feliz.

Dito isso, precisamos entender que um casal com mais tempo de relação alcança um nível de intimidade e de sinceridade que por um lado pode ferir, enquanto por outro pode conferir a quem ouve a verdade um panorama muito preciso da situação. Com muita frequência, o casal alcança um vínculo de fusão de almas tão profundo que algumas verdades só conseguem ser ditas pelo cônjuge.

Esse tópico é sobre isto: cultive e identifique relações de cuidado mútuo, com pessoas que estejam dentro de um círculo de confiança íntimo o suficiente para você compreender que elas querem o seu bem. Pode ser um mentor, um melhor amigo, um conselheiro religioso, seu cônjuge, seus pais, seus irmãos, seu terapeuta, seu médico... Enfim, alguém com quem você tenha a liberdade de perguntar tudo e com quem estabeleça um canal de comunicação pelo qual possa fluir as maiores verdades do mundo, com toda a delicadeza possível, respeitando os sentimentos bilaterais e, ao mesmo tempo, servindo de espelho para você entender de fato por qual caminho está trilhando a sua história. O cuidado mútuo é uma das grandes vantagens que vejo em boas amizades.

Entretanto, é importante buscar autossuficiência emocional no sentido de ter autonomia para suas decisões e bem-estar. Eu sou o tipo de pessoa que gosta de estar acompanhado e de conversar. Ficar sozinho é um tanto doloroso para mim. Não foi fácil, mas por seis anos, durante a faculdade de medicina, morei sozinho e, nesse período, aprendi a conversar comigo mesmo.

Isso não me transformou em uma pessoa antissocial, mas pude aprender a passar bastante tempo comigo mesmo. Ao longo dos anos, após casar e ter filhos, desaprendi um pouco a arte da solitude e tenho resgatado mais recentemente a capacidade de me ouvir. Ainda assim, acredito que o cultivo de relações de confiança em um círculo mais próximo são fundamentais para a caminhada da vida. Só não podemos viver reféns delas. Criar autonomia, mas sem isolamento social.

Quero convidar você a pensar em cinco pessoas com quem tem um canal de comunicação de confiança completa. Sei que os relacionamentos contemplam partes diferentes da vida. Talvez com um psicólogo você compartilhe problemas conjugais que não compartilharia com seus pais, por exemplo. Mas, pensando em sua vida, você possui cinco vínculos com canais de comunicação construtivos e abertos, que proporcionam um reflexo concreto e confiável o suficiente para entender o caminho pelo qual anda?

Caso tenha essas pessoas, que tal, antes de continuar, enviar uma mensagem de gratidão a elas, deixando claro o seu apreço, pedindo ajuda para sempre receber feedbacks sinceros e saudáveis que possam mostrar uma visão crítica e positiva sobre os seus passos? Que tal também se oferecer para ser esse espelho para o seu ente querido, trazendo para ele momentos de reflexão com uma comunicação não violenta e acolhedora?

As pessoas que amamos são um calibre fundamental para o nosso espelho interno. Busque essas relações, construa esses canais, caminhe ao lado de quem compartilha dos mesmos valores e propósitos. Dessa forma, a chance de você conseguir se identificar como o indivíduo que realmente é aumentará bastante.

2
Ouça o seu corpo

Lembro-me das primeiras aulas de semiologia. Essa disciplina médica trata do estudo dos sinais, dos sintomas e da construção do raciocínio clínico a partir das queixas do paciente — e da integração da conversa com o paciente e o exame físico que o médico realiza.

Como em toda faculdade, a gente começa pelo básico, do início do exame e do raciocínio. Uma das primeiras aulas que tive foi sobre o pulso. Existem vários lugares para sentir a pulsação de um paciente. Cada artéria permite o raciocínio sobre o fluxo sanguíneo pela parte do corpo que ela irriga. Então, quando sentimos o pulso em qualquer área do corpo, é sinal de que o fluxo sanguíneo está garantido, é sinal de vida.

E a primeira parte do corpo que estudamos para tal fim é o próprio pulso, o "final" do braço. Os livros de semiologia tratam o momento da aferição do pulso radial como mágico, porque, com frequência, é quando ocorre o primeiro toque do médico no paciente. Pessoalmente, acho que por ter uma visão muito metafórica e às vezes romântica das coisas da vida, vejo muita beleza nesse ato. Particularmente, gosto de pegar no pulso do paciente e senti-lo. Eu vejo beleza nesse momento. Cria conexão.

Agora, um ponto de reflexão: você já reparou que não consegue escolher como estará o seu pulso? Mesmo que alguém queira fingir uma doença, não pode fingir a própria pulsação, entende?

Essa é uma das belezas da biologia humana: existem funções fisiológicas que não escolhemos. Você escolhe em que momento vai comer, por exemplo, e com qual velocidade, mas não escolhe a sua frequência cardíaca, não escolhe se suas pupilas estarão contraídas ou dilatadas, se vai suar bastante ou pouco, se o seu pulso radial estará fino e taquicardíaco, ou cheio e com frequência cardíaca normal.

Você também não escolhe qual será sua pressão arterial. Um grande desafio diagnóstico para os médicos é interpretar se a pressão arterial (PA) apresentada é a mesma em repouso. Algumas pessoas, involuntariamente, durante a consulta médica, apresentam níveis elevados de pressão e, ao chegarem em casa, tudo se normaliza. Chamamos isso de "hipertensão do jaleco branco". Claro que não tem a ver com a cor do jaleco, mas com a situação em si, que ativa uma parte do nosso corpo que não controlamos, o sistema nervoso autônomo, e que faz com que um estímulo involuntário aumente a PA do paciente.

É com o entendimento de que não controlamos algumas funções básicas do nosso corpo que podemos, ao conhecer o funcionamento do organismo, olhar a forma como estamos vivendo como uma peça importante no quebra-cabeça do bem-estar.

Eis a seguir algumas funções que você pode usar como ferramenta de aferição e calibração do seu autoconhecimento:

Sono

Pesquisas apontam que por volta de 50% da população mundial pode apresentar algum problema com o sono.[*] Dentro desses obstáculos, podemos apontar desde questões comportamentais — decorrentes do que chamamos de higiene do sono, que é a construção de hábitos para preparar um sono de qualidade — até doenças graves, tanto neurológicas quanto respiratórias, que expõem os pacientes a problemas de saúde, como risco aumentado de morte súbita, arritmias graves, hipertensão arterial, distúrbios alimentares e narcolepsia, com sonolência diurna excessiva e risco de acidentes automobilísticos, por exemplo.

Apesar deste livro ser uma ferramenta para viver mais e melhor, faço a abordagem comportamental mais direta dos pilares da Medicina do Estilo da Vida na minha obra anterior, *Viva a sua cura*. Já aqui, neste volume, quero deixar você preparado com as ferramentas para a mudança. E mais especificamente neste capítulo, estamos falando de aferição e calibragem do seu espelho, para que cresça na capacidade de autodiagnóstico, certo? Mas por que o sono é importante para esse tipo de avaliação?

Porque a mudança no seu padrão de sono é a evidência de que há algo desconectado dentro de você. Assim como o emagrecimento involuntário, com perda de peso maior que 10%, é sinal de problema, se você tinha insônia e agora dorme demais, pode significar um sinal de que há algo fora do lugar em sua vida. Quando há uma mudança de padrão no funcionamento do seu organismo isso pode alertar que você deve parar e refletir, a fim de verificar o que está acontecendo.

---

[*] CALL-TO-ACTION : tratar distúrbios do sono é reduzir mortes por condições crônicas não transmissíveis. *FórumDCNTs*, 9 jun. 2023. Disponível em: <https://www.forumdcnts.org/post/call-to-action-disturbios-sono-ccnts>. Acesso em: 7 mar. 2025.

Nível de atenção e produtividade

Quem escreve estas palavras é uma pessoa que possui um nível de agitação bem alto. Mesmo que não tenha exatamente o diagnóstico de Transtorno do Déficit de Atenção e Hiperatividade (TDAH), que está tão em voga, consigo perceber meu nível de agitação interna pela capacidade de prestar atenção no que está ao meu redor.

A sua incapacidade de se prender a uma leitura entediante, a um filme pouco dinâmico ou a uma escrita demorada pode ser indicativo de um problema em potencial. Já contei que muitas das doenças dos meus pacientes estão relacionadas a problemas com o trabalho, seja para dimensionar ascensão de carreira, seja com problemas de abuso no trabalho, assédio moral e/ou carga horária excessiva.

Percebo com frequência que, dentro dos próprios contextos, os pacientes perdem progressivamente a capacidade de aferir os seus "pulsos" no quesito de produtividade — não exatamente pensando apenas na produção para a empresa e seus resultados profissionais, mas entendendo produtividade como a capacidade global de exercer funções na sociedade.

Ao compreender a produtividade como a soma de todos os papéis que você exerce na sociedade (pai ou mãe, amigo, filho, namorado, esportista, voluntário etc.), pergunto: "Você conseguiria classificar, com uma nota de 0 a 10, qual tem sido o seu desempenho em cada um desses papéis?".

Observar a sua capacidade de exercer diversos papéis na sociedade pode ser uma forma de analisar como você está e se o seu espelho está calibrado. E aqui, a questão da presença é muito importante. Afinal, o que define de uma vez por todas a questão da atenção e da produtividade: a presença. Quão presente você consegue estar nos lugares?

Pensamentos e emoções

Uma das maiores riquezas que possuímos enquanto espécie humana é a capacidade de pensar sobre o que pensamos. Outros animais pensam e sentem, mas nós, seres humanos, somos capazes de pensar, sentir e pensar sobre pensamentos e sentimentos. Parar por um minuto e exercer a visão crítica sobre o que se passa em nossa cabeça e em nosso coração é uma riqueza sem tamanho. Os processos de psicoterapia e psicanálise se dedicam a levar as pessoas a esse patamar de autoconhecimento.

Enquanto médico cardiologista, atendo diversos tipos de pacientes, desde aqueles com quadros clínicos mais leves até indivíduos com quadros mais graves e com risco de morte. Entre as perguntas que mais induzem desconforto, está quando olho nos olhos do paciente com um exame alterado e pergunto: "Como você está se sentindo com isso?". O desconforto talvez seja causado porque a pessoa espera ouvir isso de um psicólogo ou de um psiquiatra, mas a verdade é que, enquanto cardiologista, ao fazer essa pergunta coloco um espelho em frente a ela e peço: "Por favor, se observe".

Observar-se em um momento de crise a partir de seus pensamentos e sentimentos é fundamental para entender exatamente o que está acontecendo. A partir dessa análise, pode-se planejar um tratamento. E entenda que esse processo vale também para todos os outros tipos de situações: quando uma pessoa decide algo sobre seu emprego ou uma mudança, quando decide iniciar uma dieta, mudar o estilo de vida, começar um tratamento, fazer uma cirurgia plástica, fazer uma tatuagem qualquer... Enfim, dar um passo importante na vida.

Quero apresentar um exemplo. Vamos observar a diferença ao se tratar placas de aterosclerose em um paciente que busca tratamento sem se olhar no espelho e em um paciente que decide apertar o reset. Pensemos em dois perfis de pacientes com a mesma doença: alguém que se submete a um check-up cardiológico e detecta uma placa de aterosclerose, com necessidade de angioplastia.

Convenhamos que o check-up já é em si a ideia do um espelho que pode detectar doenças, mas essa decisão não pode terminar no diagnóstico. Especialmente no caso das doenças correlacionadas com maus hábitos de vida — aquelas que chamamos de crônico-generativas ou doenças crônicas não transmissíveis —, não é possível pensar em cura de verdade sem apertar o reset e passar por um processo de construção de saúde.

Então, imagine um primeiro paciente que observa o resultado de um cateterismo cardíaco que indica angioplastia e que, ao ser indagado pelo médico sobre como se sente, simplesmente não dedica tempo para pensar sobre isso. Ele fica triste e se sente vítima de um algoz que não consegue apontar. Em vez de se olhar no espelho, procura um culpado — isso quando não culpa alguma transcendência como Deus, ou o tipo de comida que a esposa prepara, ou o filho com paladar seletivo, ou os pais por não terem lhe ensinado a comer saladas, ou o patrão muito exigente que não permite horários de descanso, ou o cliente mal-educado que cobra demais.

Pense agora em um segundo paciente encarando o mesmo resultado de cateterismo. Só que, quando o médico pergunta como está se sentindo, ele sente a dor, compreende que existe uma autorresponsabilidade e se dedica a entender quais escolhas o levaram a esse caminho. Ele pergunta para o médico se há algo além da angioplastia que possa ser feito para encontrar a cura.

Dois pacientes que têm o mesmo diagnóstico e acesso ao mesmo médico, ao mesmo tratamento. Mas o segundo decide se olhar no espelho, refletir sobre seus sentimentos, pensamentos e escolhas, e, com uma perspectiva mais clara de sua doença, decide continuar nos passos para a cura.

Existem dentro dos sentimentos e dos pensamentos outros tipos de potenciais agentes de distorções, como raiva, mágoa, tristeza, ansiedade, agitação, euforia, alegria etc. Cada sentimento em excesso traz consigo a possibilidade de impor distorções à imagem refletida no espelho.

Por fim, vale ressaltar que esse exercício de olhar para si mesmo é treinável, ou seja, quanto mais você parar e pensar sobre si, mais capaz será de ter pensamentos claros e de realizar boas escolhas!

3
Tenha seus momentos de silêncio

Tive o privilégio de crescer na cidade de Guarulhos, na Grande São Paulo, nos anos 1980 e 1990. Em 2001, me mudei para Marília, no interior, para cursar a faculdade. Eu considero a minha geração, que atualmente está por volta dos quarenta anos, uma geração privilegiada, pois teve acesso à tecnologia na vida adulta sem ter aberto mão de uma infância com ainda poucos estímulos eletrônicos. Ou seja, crescemos com menos telas e com a "obrigação" de lidar com o tédio produtivo. Isso proporcionava muitos momentos comigo mesmo.

Lembro-me bem da minha primeira infância, quando tinha um amigo imaginário; em outras ocasiões, a partir dos dez anos de idade, quando eu andava sozinho pelo bairro, às vezes decidia ir comprar pão na padaria mais distante ou ir ao supermercado mais afastado só para ter momentos de caminhada. Disso, veio uma prática que é motivo de brincadeira aqui em casa até hoje: falar sozinho.

Sempre falei sozinho, mas percebi, com o passar do tempo, que o excesso de mídia foi aos poucos erodindo esse bom hábito. Considero bom, pois dessas conversas comigo mesmo surgem conclusões, deliberações, opiniões e posturas que me ajudam muito. Eventualmente, eu elaborava melhor o conteúdo aprendido durante minha formação acadêmica; em outras vezes, estruturava boas estratégias profissionais ou pessoais. Às vezes eu me acalmava e, com grande frequência, me pegava conversando com Deus sobre qualquer assunto.

Essa revolução do excesso de mídias e de conteúdo a serem consumidos aconteceu tão devagar para a nossa geração que dia a dia escolhíamos aproveitar o tempo para consumir conteúdo. Audiobooks, podcasts, vídeos engraçados, músicas e toda sorte de entretenimento ficou disponível a qualquer momento, "do nada". Quando vivi a transformação que a corrida de rua promoveu em minha vida, em 2014, imediatamente aprendi a correr como a maioria dos corredores: ouvindo música. Eu preparava uma playlist bacana e mudava as músicas conforme meu interesse. Eventualmente, quando o treino exigia menos esforço, ainda usava o momento para um conteúdo falado como um audiobook ou uma reflexão bíblica.

Acontece que em janeiro de 2023 ocorreu um evento interessante: fui correr e meu fone de ouvido estava descarregado. Em um dia "comum", eu procuraria outra solução, como um fone de ouvido com fio. Porém, naquela ocasião, decidi correr sem música. Foi uma experiência diferente, muito boa. Sentia falta de tempo comigo mesmo e não percebia. Há tempos não conversava com minha própria alma daquela maneira; eu sempre estava em deslocamento ouvindo algo, conversando com alguém. Eram poucos os momentos em que eu era obrigado a ficar em silêncio por muitos minutos. Sim, existem pessoas que pensam que o silenciamento exige quietude física, porém, dentro do meu modo agitado de funcionar, a corrida sem música tornou-se um momento de reflexão e meditação.

É interessante que os experts no estudo científico da interação entre mente e corpo tratam a meditação como um estado de relaxamento autoinduzido a partir do controle dos pensamentos. Meditar não significa esvaziar a mente, mas aprender a controlar o corpo por alguns instantes, trabalhando a concentração a partir do direcionamento da atenção para algo, que é chamado de âncora e pode ser uma contagem, uma música, uma oração, a sua respiração ou, até mesmo, em caso de pessoas muito treinadas, a atenção de estar no momento presente.

Esses mesmos estudiosos concordam que a corrida pode ter um componente meditativo, desde que exista a âncora e o trabalho de concentração. E isso está alinhado com a própria definição de atividade física aeróbica, que é a realização de movimentos repetidos, contínuos e por um longo período. Sendo assim, se realizados com o silenciamento correto e com a atenção dirigida a uma âncora, a atividade física aeróbica pode ser uma excelente ferramenta de base para meditar, em especial para pessoas mais agitadas.

Eu gosto de fazer uma relação da minha vida com o conto do cavaleiro preso na armadura. Na história, ele precisa passar por três castelos para se livrar da armadura: pelo castelo do silêncio, pelo castelo do conhecimento e pelo castelo da vontade e da ousadia. No castelo do silêncio, aquele cavaleiro que estava preocupado demais em performar tem contato com uma voz, que é o seu verdadeiro EU e que ele não ouvia há muito tempo. Ao conversar com o seu EU, ele percebe que nem tudo o que fazia era porque realmente queria; muitas coisas eram apenas para merecer a armadura e todo mérito e glória que o objetivo proporcionava. Fiquei feliz quando, após ler o conto e contá-lo para a minha psicóloga, a ouvi dizer: "O seu castelo do silêncio é correr sem música".

Quando comecei as primeiras tentativas de correr sem música, estava preocupado se sustentaria esse hábito — em especial porque as primeiras experiências ocorreram quando eu ainda estava em fase de treinamento, que chamamos de período de base, ou seja, eu fazia treinos um pouco mais curtos. Decidi continuar tentando e arriscar um pouco mais, mas a dúvida persistia: "Quando chegarem os treinos longos, de até trinta quilômetros, será que eu ainda serei capaz de sustentar sem a motivação extra conferida por uma música mais animada e motivadora?".

Hoje desacostumei a correr com música e aprendi a correr. Durante a corrida, eu simplesmente corro, e ao apenas correr, posso pensar, conversar comigo mesmo, com Deus, contemplar a paisagem. Com esse aprendizado, consegui lidar melhor com os períodos em que preciso estar sozinho. Ainda não são simples, pois sou muito sociável, porém aprendi a conviver comigo mesmo.

Depois de casar e ter filhos, tal vivência ficou mais escassa, ainda mais em tempos de redes sociais e smartphones com aplicativos diversos. Porém, posso dizer que hoje consigo lidar com tranquilidade o suficiente e que períodos assim me permitem entrar em contato com meu EU e calibrar meu espelho, pois consigo entender como realmente estou, pensar nas pessoas ao meu redor e refletir sobre minhas relações.

Meu convite a você é que use os momentos de silêncio para estar em contato consigo. Com essa experiência, poderá aumentar a sua capacidade de percepção do que ocorre dentro de você.

4
Olhe para seu espelho físico

Em maio de 2016, dei início a um projeto que mudaria minha vida completamente. Em meio a uma crise quase existencial em relação a alguns aspectos da carreira, fui encorajado por minha esposa a desenvolver um projeto audiovisual com vídeos na internet. O projeto se tornou um canal do YouTube e, atualmente, eu também posto alguns vídeos no Instagram. Lá se vão oito anos desse trabalho de suprir pacientes e seguidores com conteúdos on-line e de simpósios, seminários, mentorias, aulas de oratória ... Tudo isso como aluno e como professor.

Gosto de dizer que, quando comecei a postar vídeos, eram poucos médicos que se expunham nas redes sociais. Tive a oportunidade de aconselhar algumas centenas de colegas sobre esse novo jeito de trabalhar, e uma das frases que mais ouço é: "Eu não gosto de me assistir".

É inevitável pensar: "Por que um profissional de saúde bem-sucedido e bem afeiçoado não gosta de se ver?". É interessante tentar entender o meio-termo entre o narcisismo e a incapacidade de se olhar. E no contexto que temos trabalhado neste livro falamos muito de um olhar interno e metafísico, mas existe um olhar físico que é importante para construir na mente uma autoimagem concreta.

Lembro que, durante o estágio do quinto ano de medicina, eu estava passando pelo ambulatório de infectologia quando atendi a um caso de osteomielite crônica, uma doença grave de infecção nos ossos difícil de tratar e que naquele paciente gerou deformidades muito feias na perna. Além das dores e de ter de lidar com o uso crônico de antibióticos, o paciente nos trazia uma demanda emocional.

Em minha mente, a cena vem como se tivesse acontecido na semana passada. Eu tinha uma professora de infectologia de quem gostava muito. Mulher elegante, competente, casada com o professor que foi meu orientador de iniciação científica. Quando o paciente trouxe essa demanda emocional sobre a dificuldade de olhar para sua perna e enxergar a deformidade, ela disse: "É importante você aprender a olhar para ela pois essa é a sua perna agora". Apesar da verdade dura, o tom era acolhedor e o ambiente era sereno, então não houve desconforto na sala pela frase dita. Dentro de mim, porém, aquilo foi marcante.

Geralmente, durante os estágios de graduação de medicina, o aluno faz o atendimento do paciente, examina, escreve no prontuário, depois pede licença, discute o caso com o professor e, então, retorna, ora com o professor acompanhando, ora sozinho, para terminar a consulta. Enquanto eu atendia o paciente, antes da professora ser chamada, aquela deformidade mexeu comigo. Um homem jovem teve uma fratura exposta e agora teria de lidar com uma deformidade sem solução. E talvez, por ter ficado impressionado com aquela imagem, a verdade da professora tenha sido dura não só para o homem, mas para mim também.

A lição que trago para esse momento reflexivo é tentar relacionar o espelho das emoções com nossos aspectos físicos, pois ele nos dá referências visuais e concretas de quem realmente somos. Quanto mais nos conhecermos no corpo físico, maior precisão teremos em nosso olhar no espelho, ou seja, mais calibrado ele estará. Conheça-se e aprenda a gostar de quem você vê.

Olhe-se mais no espelho físico, conheça os seus defeitos nos detalhes e caminhe no sentido de gostar bastante da pessoa que você é.

5
Entenda o ciclo da vida

Quando saí da residência de cardiologia em janeiro de 2012, fui para a residência em ecocardiografia, um método de imagem do coração que utiliza o aparelho de ultrassom como ferramenta. Durante esse período de formação como ecocardiografista, precisei estudar física com mais profundidade para entender o comportamento das ondas de ultrassom e como elas nos ajudavam a produzir as imagens que vemos no aparelho.

Foi nessa época que, olhando as ondas de pulso geradas pelo coração, entendi um fundamento muito importante, que acredito reger toda a natureza: a vida acontece em pulsos. Dia e noite, verão e inverno, lua cheia e lua nova, sístole e diástole, fome e saciedade, tédio e desejo, dias de euforia e dias de lágrimas. Tudo sempre acontece em pulsos, vivemos em ciclos.

Quando atendo pessoas que estão com a vida profissional ativa, em especial executivos, encontro pacientes com um tônus energético alto, dispostos a lutar, empenhados em correr atrás de sonhos, comprometidos com o futuro e apaixonados por realizar, criar, executar. Quando atendo pessoas assim, sinto muita afinidade com elas, consigo compreender exatamente o que estão sentindo, pois sou um apaixonado por colocar todos esses verbos de ação em prática.

E aqui mora uma situação que tem um grande potencial de gerar problemas em nossa vida: os executores jamais podem se esquecer de que a vida acontece em pulsos. Existe o dia de executar, e cada dia de execução exige um período de descanso. Cada contração do ciclo cardíaco exige um relaxamento, que permite que o coração se encha de sangue novamente, para mais uma contração. Inclusive, existe um tipo de insuficiência cardíaca que está relacionada com a sístole, ou seja, a contração do coração, que é a dificuldade de o coração relaxar e receber sangue suficiente para impulsionar para o corpo. Nesse caso, a doença não está na falta de capacidade do órgão de contrair, mas em sua dificuldade de relaxar.

Falaremos mais sobre questões relacionadas à execução e descanso, porém, neste momento, que é a hora de se olhar no espelho, é importante dizer que se você não construir uma agenda com períodos de descanso, provavelmente a fadiga o induzirá a um erro de autoimagem ao se olhar no espelho.

Para ter certeza de que o seu espelho está calibrado, é importante olhar para a sua agenda semanal e identificar quais momentos de relaxamento, descanso e lazer você tem. Analisar os ciclos da vida. Busque momentos de diástole, de descanso, quando poderá se recarregar, e evite conclusões muito importantes e decisivas em momentos conturbados.

Assim, quando for se olhar no espelho, caso perceba alguma conclusão fora do padrão, dê uma pausa e olhe para a sua agenda. Avalie se porventura você está em um momento de calmaria o suficiente para produzir conclusões sobre si.

6

A bateria da alma

A disciplina que mais me marcou no ensino médio foi física. Por algum motivo, o estudo dos fenômenos naturais físicos produzia em mim afinidade e encantamento. Apesar de ingressar em uma carreira da área das ciências biológicas, eu tinha uma verdadeira paixão pelas exatas durante a adolescência. Isso não significa que não me deleitava nas aulas de geografia, literatura, história e biologia. Meu calcanhar de Aquiles era a matéria de português, em especial gramática e, pasmem, redação.

Fui descobrir que gostava e que sabia escrever já adulto e médico formado. Até então, eu transitava minha autoimagem por assuntos mais técnicos dentro da própria medicina, com algumas pitadas de empreendedorismo. Essa semente plantada pelos meus pais desde a infância produziu uma árvore cujos frutos me acompanham até hoje.

Mas, voltando à física, minha paixão cognitiva de adolescência, vejo que nela se trabalha um conceito fundamental para concluirmos a nossa discussão sobre o espelho e a autoimagem para, então, avançar no processo de reset. Eu me lembro da parte da matéria que estuda o movimento, a mecânica, que avalia que, para um objeto ganhar movimento, ele precisa de energia, e essa energia precisa vir de alguma fonte.

Aqui neste livro, estamos falando de apertar o reset e recomeçar. Começar é um verbo de ação; e toda ação exige que energia seja retirada de algum lugar. Nesse conceito, a jornada que proponho a você é que encontre no espelho a primeira motivação para se movimentar.

Antes de continuarmos, gostaria de convidar você a olhar-se em um espelho físico, concreto e verdadeiro, aí da sua casa, por alguns instantes. Em seguida, responda à pergunta: "O que você sente quando olha para ele?".

Não peço para você avaliar sua beleza, analisar se o seu cabelo está em ordem ou se está com o semblante triste ou alegre. Olhe o conjunto e invista alguns instantes do seu dia para pensar em quais os sentimentos afloram em sua alma com o simples ato de se olhar no espelho.

Uma vez feito isso, você pode sensibilizar e transformar esse exercício, a fim de compreender planos mais profundos da sua existência. Aí, sim, partirá para o espelho metafórico que mostra seu eu mais profundo. Quem é você, o que quer para si, quais tem sido as suas escolhas, quais são os seus sonhos, suas metas, por quais caminhos tem trilhado, quais foram os seus acertos e as suas falhas. Você não precisa ter essas respostas de imediato, nem rapidamente, e talvez essas perguntas e outras semelhantes precisem ser retomadas nas visitas ao seu "castelo do silêncio", todos os dias ou todas as semanas.

Na transição das doenças do espelho para o assunto da agenda, eu quero conversar com você sobre um texto de Baruch Spinoza, um filósofo holandês do século XIX.

Spinoza era muito racional e tratou do conhecimento como o mais potente dos afetos. O pensador falou muito de potência — potência de vida, potência do existir — e, a partir da corrente de pensamento dele, somada ao conhecimento de psicologia positiva, podemos trabalhar o conceito da necessidade de produzir emoções positivas, a fim de usá-las como fonte de energia.

Você já conviveu com uma pessoa que descreve a própria vida como se fosse uma ficção? Não estou dizendo como uma fuga da realidade, que coloca o místico inserido em uma crença da realidade, mas de pessoas que percebem as situações e dinâmicas cotidianas de maneira completamente distorcida, a partir do que imaginam.

Para produzir potência, vida, cura, para andar adiante, precisamos conhecer profundamente a realidade. Para saber de fato o que está acontecendo, você precisa se olhar no espelho, um espelho calibrado, munido de coragem e abertura de coração.

Na Medicina do Estilo de Vida falamos muito que o paciente repete a conduta do médico. Eu já descrevi algumas vezes que durante o meu processo de adoecimento e de doente com síndrome metabólica e obesidade, vários espelhos passaram na minha frente sem que eu me enxergasse. Carrego em meu passado um claro exemplo de alguém que não tinha paixão pelo conhecimento da realidade, confesso. E veja como nos acostumamos a uma vida ruim sem perceber: para aliviar as minhas dores psicológicas e a minha necessidade de ser aceito, eu negava que era uma pessoa doente. Eu não me via assim. Até que realizei check-up, próximo ao início do tratamento da minha LER (lesão por esforço repetitivo), que mudou todo o meu estilo de vida. Mas preciso ser sincero e dizer que a dor do meu ombro me comovia mais que os resultados dos exames.

No check-up, fiz um ultrassom de abdome que evidenciou sinais de esteatose hepática, que chamamos popularmente de "gordura no fígado", além de alterações relevantes nos exames de sangue — em especial um resultado alto de triglicérides e outros que avaliavam dano no fígado. Isso fora a insulina basal já alterada que sugeria resistência à insulina, o que era sinal de um diabetes batendo à porta.

Meu grande desafio como médico é lidar com pacientes como eu fui quando recebi esses resultados. Quem me conhece pessoalmente sabe que não brigo, evito discordâncias ao máximo e sempre procuro um argumento construtivo e lógico para defender o que quero. Talvez, justamente pelo meu passado de negação, eu seja tão cirúrgico para me opor ou desfazer os argumentos de meus pacientes. Ter vivido na pele todo o processo me traz um conhecimento maior daquilo que se passa pela mente e de alguém em situação semelhante.

Mas voltemos ao resultado muito ruim dos triglicérides sanguíneos. Dentro da minha negação, eu pergunto a você, leitor: como acha que estaria o meu parâmetro pessoal quando eu analisasse o resultado de um paciente parecido comigo? Provavelmente eu minimizaria o problema, visto que não me sentia doente. Portanto, trataria a questão como um "probleminha" de menor magnitude.

Estar preso a uma realidade fictícia é capaz de nos encaminhar e nos enveredar por um rumo completamente contrário dos nossos sonhos, objetivos e metas. Isso se aplica a um médico doente que cuida de pessoas doentes e pode subdimensionar o problema alheio por negar a própria deficiência de autocuidado. Isso pode se aplicar a um gerente, a um gestor ou líder que, incapaz de se olhar no espelho, conduz o time por caminhos mais tortuosos que o recomendável — e muitas vezes isso determina se todos atingirão as metas ou não.

Trago esta questão principal agora: por que alguém nega a realidade? A resposta mais simples e que predomina na maior parte dos casos é: para evitar sofrimento psíquico. As pessoas sentem muitas dores psíquicas quando encaram suas falhas e fraquezas. Se voltarmos ao personagem de Machado de Assis, Jacobina, o alferes que não conseguia se olhar no espelho sem a farda, o texto traz com clareza que esse exercício de tomar café fardado em frente ao espelho era um "regime" de sobrevivência. Compreende a magnitude da dor na alma vivida por esse personagem?

Lidar com nossas fraquezas, saber exatamente onde estão as nossas vulnerabilidades, é um exercício fundamental para se fazer um reset saudável e funcional, para evitar os mesmos erros, para não falhar da mesma maneira. Sempre seremos falhos e vulneráveis, e sempre erraremos. Mas, se nos conhecemos melhor, se nos conhecemos de verdade, podemos procurar e encontrar em nós mesmos potência para seguir adiante.

É interessante compreender que a potência encontrada no conhecimento, vista como o maior de todos os afetos, é justamente a energia de que você precisa para seguir em seu caminho, afinal: **potência = energia / tempo**.

Sim, na física, potência é energia dividida pelo tempo. Trazendo para a minha área, a fim de termos mais saúde, mais potência de vida, mais potência para existir, mais energia para caminhar, precisamos encontrar uma fonte de energia. E, via de regra, essa fonte de energia não surge de uma vez; ela precisa de tempo.

Lembra que o conhecimento é o mais potente dos afetos? E o que é afeto? À luz do que consigo compreender da filosofia de Spinoza, é tudo aquilo que afeta uma pessoa. Parece óbvio ou simples demais, mas vejamos: Spinoza dispõe com clareza a importância da habilidade de afetar e de ser afetado por pessoas; do mesmo modo, dispõe sobre como afetar e ser afetado positivamente nas relações humanas é importante para que possamos desenvolver a capacidade de produzir ou de encontrar emoções positivas nisso.

Já disse e vou repetir: o processo de produção de doença dos quadros clínicos que encontro em meu consultório predominam na forma como o paciente vive a vida e como ele se relaciona com seu meio externo. Será que para produzir emoções positivas você precisa mesmo comer tanto carboidrato? Geralmente, é justamente a incapacidade de encontrar emoções positivas em ambientes ou situações mais saudáveis que tem levado tantas pessoas doentes aos consultórios cardiológicos.

O meu convite é que você se olhe no espelho e reflita: onde você tem encontrado emoções positivas ultimamente? Em ambientes saudáveis ou em maus hábitos? Que tal listar quais são as suas dificuldades para desenvolver novos hábitos e realizar novas escolhas para uma vida mais saudável?

Considero que as pessoas não mudam por medo, elas mudam por paixão. Se queremos encontrar potência, se a nossa vontade é encontrar uma fonte de energia para a alma potente o suficiente para produzir mudanças, precisamos nos conhecer em profundidade. Precisamos saber do que gostamos, o que queremos, para onde desejamos ir e por qual caminho temos trilhado nossas escolhas.

Na história do cavaleiro preso na armadura, após uma estada no castelo do silêncio, ele descobre que o seu verdadeiro EU não tinha o mesmo deleite e prazer na recompensa social de ser um cavaleiro.

Será que as suas escolhas têm sido realmente suas? Será que você tem feito aquilo que deseja, para seu próprio bem-estar, ou têm tomado decisões por qualquer outra pessoa, alguém que disse que tal escolha era a melhor a ser feita? E nessa situação, caso verdadeira, por que você acreditou que o melhor para si é o que disseram para você?

Existe um conceito no processo de estudo de mudança de comportamento que se chama *autoeficácia*, um excelente nome para descrever a potência do indivíduo e sua capacidade de tomar e executar decisões. Para você ter autoeficácia, é preciso encontrar afeto, sua fonte de energia, ser afetado positivamente por algo. Com isso, proponha: que tal encontrar afeto ao se olhar no espelho hoje?

Que tal começar o esforço se olhando em seu espelho e refletindo sobre quem você é e o que gostaria de mudar? Que tal programar momentos de silêncio? Quem sabe alguns banhos de floresta, contato com a natureza, livre de telas e barulhos, para que você possa ter momentos de conversas sinceras consigo?

Meu desejo é que você trabalhe todo o exercício de se olhar no espelho, criar paixão pelo conhecimento da realidade e, assim, encontrar motivos internos, motivações intrínsecas para cada dia estar mais apto a realizar escolhas. Escolhas que sejam suas, escolhas pensadas, novas.

O conhecimento da realidade é o mais potente dos afetos, e silenciar o mundo ao seu redor é o primeiro exercício para você encontrar legitimidade interna dentro de uma viagem que não costuma ser curta. Na verdade, ela é constante e dura a vida inteira, na construção de quem você é. E isso acontece um pouquinho todos os dias dentro de suas escolhas. Você constrói sua história, o tempo passa e, apesar de não precisarmos ter pressa — até porque pressa demais nesse exercício é fazê-lo de maneira incompleta —, também não podemos procrastinar.

Agora que você compreendeu o que é olhar no espelho para ter saúde, olhar no espelho como primeiro passo do reset, vamos seguir em direção à segunda fase: é hora da agenda.

PARTE 3

As doenças da agenda

7

WOOP!

"Alice perguntou:

— Gato de Cheshire, pode me dizer qual o caminho que eu devo tomar?

— Isso depende muito do lugar para onde você quer ir — disse o Gato.

— Eu não sei para onde ir! — disse Alice.

— Se você não sabe para onde ir, qualquer caminho serve."

Lewis Caroll, *Alice no País das Maravilhas*

Todos os dias atendo pacientes que vêm ao consultório para realizar de exames de rotina, ou seja, o check-up cardiológico. É muito interessante que não existem consensos claros e definitivos sobre quais exames devem ser solicitados em consultas de rotina para a população assintomática que busca somente se prevenir. O que temos são protocolos das diversas sociedades médicas para rastreamento de doenças prevalentes na população, a fim de obter diagnóstico e tratamento precoces.

Diante do paciente que deseja um check-up, encontra-se o médico que o atende e que tem em suas mãos a autonomia de solicitar os exames. A sensibilidade do profissional e sua capacidade de empenhar as melhores habilidades profissionais para compreender as demandas do indivíduo é fundamental no processo.

Durante o atendimento, costumo dizer que os check-ups não são iguais. Por exemplo, para o mesmo perfil de paciente, sendo ele assintomático e de baixo risco, a motivação para procurar um médico cardiologista, a fim de realizar exames preventivos, muda. Existem pacientes, em especial homens, que vão ao cardiologista e dizem: "Estou aqui porque minha esposa marcou", e às vezes outra pessoa, com o mesmo perfil biológico e risco cardiovascular, procura o médico porque o amigo de trabalho morreu de infarto fulminante. A comoção, o medo, os anseios e as motivações mudam completamente o modo como abordamos cada paciente, mesmo que o risco cardiovascular de ambos seja idêntico.

Ou seja, apesar de o quadro clínico ser o mesmo, o desejo, a busca, o anseio e os medos que motivam a consulta são completamente diferentes e exigem maneiras distintas de serem conduzidos. É comum ouvir o paciente dizer durante o check-up que ele não sabe o motivo de estar ali. Inclusive, muitos realizam seus exames anuais simplesmente porque têm o piloto automático ligado e querem saber se está tudo bem. Mas o que é "estar bem"?

Durante a residência médica, não somos treinados para atender a população saudável. Formamos de centenas a milhares de cardiologistas todos os anos, porém, arrisco dizer que menos de 5% sai da residência com algum treinamento para acolher a demanda dessa população saudável que busca um check-up.

No meu caso, foi necessário um exercício profundo de humanidade e de compreensão da psiquê humana para atribuir sentido ao exame do check-up. Fazer uma série de exames, que tomam tempo e que muitas vezes trazem resultados com pouca acurácia, só tem sentido se o paciente usar esse momento como um espelho e, a partir daí, construir uma agenda, um plano de ação com aquilo que é necessário realizar.

Das histórias infantis, considero a de *Alice no País das Maravilhas* a mais psicodélica. Se a narrativa já tem o estilo de reconstrução da realidade completamente surrealista, a versão do famoso filme da Disney, dirigido por Tim Burton, não deve em nada para o Surrealismo de Salvador Dalí.

Uma garota órfã e frágil, sentindo-se sufocada por imposições externas sociais e dilemas pessoais que impactam sua identidade, ao entrar na toca de um coelho é levada a uma viagem psicológica completamente estranha, com seres imaginários, dilemas, lutas e superações, cuja vivência a ajuda encontrar sua individualidade e a aumentar o seu senso de autoeficácia.

Nesse contexto, falar da Alice tem muita relação com o reset que estamos propondo. Em sua viagem pelo País das Maravilhas, ela lida com o espelho à medida em que se descobre "ser a verdadeira Alice", a predestinada a salvar o País das Maravilhas e a devolver o trono para a Rainha Branca. Ela lida com a agenda e com o par de tênis quando, ao retornar para a realidade, assume posturas firmes em seu meio social que ajudam a determinar o próprio futuro.

O primeiro aspecto que Alice aprende sobre a agenda é a importância de saber o que quer e para onde quer ir. E é aqui que mora a analogia do check-up com a citação do início do capítulo.

Como tomar decisões se não temos clareza de quem somos e para onde queremos ir? Quando um paciente chega para um check-up e não sabe por que está lá. Quando uma pessoa se encontra insatisfeita com a própria saúde e não sabe o que deseja mudar. Quando alguém, acometido por um infarto agudo do miocárdio, vive prisioneiro do medo e não sabe o que pode almejar na vida, por culpa dos colegas médicos que, durante o diagnóstico, roubam sonhos e o sabor do viver, hiperdimensionando a gravidade dos diagnósticos e trabalhando orientados somente por um receituário com remédios. Quando você avalia pontos de insatisfação na própria vida, precisa saber responder *o que você deseja*.

Expliquei no início do livro que usamos o protocolo WOOP para abordar o comportamento dos pacientes, no qual a primeira letra significa *wish*, desejo. O que você deseja? Só é possível traçar um plano sabendo aonde quer chegar. Nesse aspecto, a agenda possui uma conotação que vai além da gestão do tempo, que pode aparecer em outros momentos do protocolo WOOP, mas para começar o plano você precisa saber o que quer da sua vida.

Na cultura popular brasileira, Zeca Pagodinho gravou uma música com ritmo muito gostoso, que em um ambiente boêmio pode funcionar bem, mas, na vida real, pensar em "deixa a vida me levar" não é a melhor opção — tampouco fazer como a música dos Titãs, cantando que "o acaso vai me proteger".

Nessa transição da vivência da perspectiva do espelho, olhando a realidade e buscando a estruturação de um plano, quero contar dois casos — um clínico e o outro corriqueiro da vida —, a fim de demonstrar que é fundamental essa viagem interna de saber para onde ir.

Em abril de 2023, eu atendi um homem que veio para a sua primeira consulta comigo, depois de ser acometido por um infarto agudo do miocárdio em dezembro de 2022. Foi o primeiro evento cardiovascular em um homem de cinquenta anos que pensava viver a vida de uma maneira razoavelmente saudável, gostava de corridas de rua e, frente ao diagnóstico de infarto, quase cinco meses após a internação, chegou ao consultório para acompanhamento cheio de medo e ansiedade.

A função ventricular esquerda (parte do coração que costuma ser afetada no infarto e que é responsável pelo bombeamento do sangue para o corpo) havia sido preservada devido ao excelente tratamento que recebera no hospital, mas, por algum motivo, não sugeriram a ele que procurasse um trabalho multiprofissional, que chamamos de reabilitação cardíaca.

Fico feliz por ser parte desse movimento que desmistifica a atividade física em pacientes cardiopatas. A atividade física é tão poderosa quanto remédios, e estudos sugerem[*] que a reabilitação cardíaca pode reduzir a mortalidade cardiovascular em até 40%. Para você ter uma ideia, em 1988 a cardiologia revolucionou o tratamento de infarto agudo do miocárdio com o estudo ISIS-2,[**] que testava o uso de AAS e Estreptoquinase (um remédio usado para "dissolver" o coágulo do infarto). Nesse estudo, os dois remédios juntos reduziram a mortalidade no paciente com infarto agudo do miocárdio também em 40%. Interessante que a indústria farmacêutica nunca mais conseguiu uma redução de mortalidade com tanto

---

[*] Randomised trial of intravenous streptokinase, oral aspirin, both, or neither among 17, 187 cases of suspected acute myocardial infarction: isis-2. isis-2 (Second International Study of Infarct Survival) Collaborative Group. Lancet. 1988 Aug 13; 2(8607):349-60. PMID: 2899772.

[**] Carvalho, T.; Milani, M.; Ferraz, A. S.; Silveira, A. D. D.; Herdy, A. H.; Hossri, C. A. C.; Silva, C. G. S. E.; Araújo, C. G. S.; Rocco, E. A.; Teixeira, J. A. C.; Dourado, L. O. C.; Matos, L. D. N. J.; Emed, L. G. M.; Ritt, L. E. F.; Silva, M. G. D.; Santos, M. A. D.; Silva, M. M. F. D.; Freitas, O. G. A.; Nascimento, P. M. C.; Stein, R.; Meneghelo, R. S.; Serra, S. M. Brazilian Cardiovascular Rehabilitation Guideline — 2020. Arquivos Brasileiros de Cardiologia. 2020 Jun 1;114(5):943-987. English, Portuguese. DOI: 10.36660/abc.20200407. Erratum in: Arq Bras Cardiol. 2021 Aug;117(2):423. DOI: 10.36660/abc.20210642. PMID: 32491079; PMCID: pmc8387006.

poder quanto nessa ocasião. Ainda assim, na cardiologia, pouco se fala em reabilitação cardíaca e exercícios físicos para cardiopatas.

Voltando ao caso do meu paciente, percebi que ele se encontrava preso no "cárcere das emoções", preso pelo medo. Pude mostrar, durante a consulta, que o objetivo de nosso serviço de reabilitação cardíaca era provar ser possível ter um desejo, sonhar, planejar, fazer, voltar a ter uma vida — em especial porque ele teve uma boa evolução após o infarto.

A consulta serviu como um espelho para apresentar a real condição daquele homem. Preparamos o protocolo WOOP e a abordagem a ser utilizada. Em outubro de 2023, ele correu ao meu lado os dez quilômetros da corrida Volta da Unicamp, que ocorre todos os anos na cidade universitária da Unicamp, em Barão Geraldo, Campinas-SP. Emocionado, com a medalha em mãos, ele me deu um abraço forte. Estava reabilitado!

Esse caso é útil para demonstrar que às vezes precisamos de uma ajuda externa para ter uma noção real do que podemos desejar. Nem sempre a incapacidade de olhar no espelho decorre de negligência. Há ocasiões em que isso ocorre por medo ou crenças limitantes que foram plantadas em nossa mente. Um profissional — nesse caso eu, o médico — conseguiu ajudar esse homem a sonhar. Atualmente, o meu paciente corre provas, e eu anseio correr ao lado dele em alguma meia maratona.

Agora, vamos a um caso que não envolve saúde, mas uma pessoa insatisfeita com a vida. Esse indivíduo tem um emprego, e sua renda é fundamental para contribuir no orçamento familiar, com filhos que dependem disso. Seu trabalho não gera prazer, e sua rotina drena diariamente qualquer satisfação. Apesar de dar conta do serviço para não ter problemas com seu chefe, esse profissional está insatisfeito.

Como ajudar essa pessoa? Apesar de ser cardiologista, para compreender as mazelas que acometem o paciente, eventualmente preciso adentrar em assuntos que não estão diretamente relacionados à área médica. Para pessoas com esse tipo de dilema, por exemplo, o que pode provocar um olhar no espelho e o início da programação de um plano é a pergunta: "O que você deseja da vida? Aonde quer chegar?".

Agora que você entendeu o início dessa caminhada, que tal começar a preencher um protocolo WOOP para sua vida? A partir do olhar no espelho — que espero ter despertado em você na seção anterior — quero que desenvolva dentro de si as perguntas: "Qual é o meu desejo?", "O que eu quero da vida?". Toda insatisfação tem um porquê, mas a solução só começa quando você vê a raiz.

Meu paciente acometido por infarto chama-se Carlos. É uma pessoa muito querida e merece homenagens por sua superação e por conseguir ressignificar a vida. Mas, no início, ele precisou de ajuda para saber que era possível desejar mais, fazer mais do que simplesmente assumir a postura de um paciente infartado de pijama, tomando inúmeros comprimidos por dia e tolhido de sonhos.

Os pacientes de check-up também precisam ser guiados para buscar clareza do que querem na avaliação. Todos os insatisfeitos, para terem a oportunidade de reverter a insatisfação e apertar o botão do reset, a fim de recomeçar da maneira correta, precisam, antes de tomar decisões, saber o que querem.

Com muita frequência as pessoas não têm clareza daquilo com que podem sonhar, daquilo que podem desejar. E a verdade é que primeiro vem o desejo, depois a avaliação da viabilidade. O plano vem depois.

Convido você a abrir sua mente e seu coração, olhar no espelho e desejar, sonhar, mostrar as próprias vontades, sem medo de frustração, de maneira despretensiosa e leve, buscando a inocência da infância, no sentido de pensar e querer sem amarras. Submeta-os ao seu protocolo WOOP pessoal. Permita-se!

A segunda letra do nosso protocolo, que compõe a formação de uma agenda para o nosso reset, significa *outcomes*, que pode ser traduzido como resultados. Porém, eu prefiro tratar com meus pacientes como metas ou métricas, visto que os resultados esperados seriam uma análise relacionada a determinado período.

O que faz o protocolo WOOP funcionar não é realizá-lo de uma única vez, mas de pouco em pouco, tendo tempo para avaliar as intervenções, refletir sobre os resultados e traçar novas métricas. A repetição e o exercício contínuo de olhar para essa agenda de ações aumentam a eficácia do método, e é justamente a continuidade que permite resultados tão transformadores!

Alice precisou de uma estada longa no País das Maravilhas para descobrir o que queria. Antes de entrar na toca do coelho, a garota simplesmente estava alheia aos seus desejos e vontades. As pessoas tomavam decisões em seu lugar e, por não saber o que desejava, vivia insatisfeita, sem ter a oportunidade de mudar a própria realidade. Ao sair da experiência transformadora no País das Maravilhas, Alice encontrou seu *wish* e conseguiu estabelecer um rumo para si.

Quando pensamos em "fatiar o percurso" ou "estabelecer um rumo", estamos trazendo para o centro das atenções a jornada de cura, um reset em qualquer dimensão da vida em que seja necessária a analogia de um caminho que exige cálculo e controle de rota.

Em 1981, George Doran, um especialista em planejamentos corporativos, escreveu um artigo[*] que revolucionaria de uma vez por todas vários aspectos da abordagem comportamental de todo tipo de organização que envolva seres humanos e objetivos. Doran é o pai das metas SMART, que foram consagradas pelas organizações, mas que eu, como médico, aprendi nos meus estudos de ciência comportamental, dentro do mundo da Medicina do Estilo de Vida.

No artigo original, ele afirmou que os objetivos mal definidos são uma armadilha para qualquer corporação, e que a forma como uma pessoa escreve esses objetivos faz toda a diferença no cami-

---

[*] Doran, G. T. "There's a S.M.A.R.T. Way to Write Management's Goals and Objectives". *Journal of Management Review*, 70, 1981, pp. 35-6. Disponível em: <https://community.mis.temple.edu/mis0855002fall2015/files/2015/10/S.M.A.R.T-Way-Management-Review.pdf>. Acesso em 3 fev. 2025.

nho de alcançar ou não os resultados desejados. Ele propôs alguns critérios para guiar essa escrita e podemos trabalhar a partir do acróstico SMART. Sendo assim, todo objetivo precisa ser:

Metas SMART	
S	*Specific*, específico.
M	*Measurable*, quantificável ou mensurável. No artigo original, ele apontou a importância de se designar um indicador para medir resultados.
A	*Assignable*, que teoricamente seria atribuível, ou seja, definir especificamente como será a execução.
R	*Realistic*, realista, plausível, que carrega uma plausibilidade cognitiva.
T	*Time-related*, relacionada com o tempo, com um prazo para executar e reavaliar.

A primeira célula do WOOP permite objetivos mais distantes e eventualmente não específicos, porém, nos *outcomes*, precisamos de metas e métricas SMART. Em nosso programa, fazemos e refazemos as metas dentro de prazos de 45 dias, um tempo bom para desenvolver o mínimo de previsibilidade e suficiente para executar algum projeto e esperar resultados.

Desenvolver métricas intermediárias é um exercício, uma arte, cuja habilidade é perfeitamente treinável. Exige disciplina, repetição, tentativas, erros e correções. Porém, à medida que se tenta, se executa, submetendo-se ao aprendizado, vivenciando as frustrações que o erro traz.

Quando a minha abordagem envolve métricas relacionadas à perda de peso, por exemplo, percebo que muitos pacientes desenvolvem expectativas altíssimas em relação ao esforço a ser realizado. Isso pode gerar dois tipos de problemas: o primeiro é o paciente fazer um esforço sobre-humano de extrema restrição que vai promover uma perda de peso maior do que o razoável, de maneira que não consiga sustentá-lo no longo prazo; o segundo é a possível frustração ao não atingir as metas.

Quando começamos o trabalho multiprofissional, li o livro *Hábitos atômicos* (Alta Life, 2019), de James Clear. A palavra "atômicos" do título pode passar a impressão de potência, como se o livro nos fornecesse uma fórmula de desenvolvimento de hábitos especialmente potente. Mas a minha percepção durante a leitura foi justamente de discutir o poder do atômico à luz da importância do micro para transformar o macro, ou seja, o atômico, ao qual o título faz referência, seria olhar o átomo, a menor unidade de matéria e massa. Ou seja, basicamente, ele trata da importância de uma vida transformada a partir da construção de hábitos, como uma casa que se assenta tijolo por tijolo.

Essa casa que queremos construir é nosso *wish*, o nosso desejo, aquilo que queremos, e as metas SMART são os nossos *outcomes*, o planejamento de cada parede, de cada passo da obra. O que James Clear me ensinou é que, em uma construção de longa duração, é importante ter clareza da obra final que se pretende construir. Mesmo assim, o foco deve estar no processo, e isso faz muito sentido quando vejo a vida dos meus pacientes.

Quando iniciamos um projeto de saúde, percebemos que cada paciente tem uma resposta biológica a determinado estímulo. Uns emagrecem mais que os outros, uns são mais motivados, outros possuem mais limitações pessoais e sociais, mais ou menos recursos, mais ou menos tempo. Então, como as pessoas, as histórias de vida e as respostas biológicas são diferentes, o que nos resta é focar no processo.

Não tenho dúvida que quando um paciente que não gosta de praticar exercícios físicos inicia uma jornada de abandono do sedentarismo, mais importante que medir sua performance é garantir a regularidade da prática. Nesse caso, cabe à equipe trabalhar a motivação desse paciente, encontrando atividades que despertem prazer e satisfação nele.

Existe uma área chamada medicina culinária, uma área nova na medicina que basicamente trabalha o conhecimento de práticas culinárias junto a médicos e profissionais de saúde, para que esse profissional possa multiplicar o conhecimento do paciente e incentivá-lo de maneira mais eficaz a melhorar a alimentação. Durante meu treinamento desde o curso de Harvard sobre o tema, até a vivência maravilhosa de um grupo chamado Médicos na Cozinha, aprendi que, em primeiro momento, importa mais ensinar o que o paciente deve adicionar ao seu prato de comida do que incentivá-lo a subtrair alimentos ruins. Está claro que existe um limite entre o razoável e uma alimentação que seja muito ruim e descontrolada. Mas é mais proveitoso olhar para aquilo que deve ser adicionado do que tirado — basicamente, estou falando de verduras, frutas e legumes, alimentos que geram saciedade e com rica capacidade nutricional.

Quando abordo um paciente para que inicialmente focalize o processo, a participação nos treinamentos, sem focar performance física, estou falando de hábitos atômicos e ajudando o indivíduo a construir no cenário de sua realidade um *outcome*, um objetivo intermediário que seja SMART. Perceba que, nesse caso, podemos medir o sucesso além da perda de peso. O segredo para nossa segunda célula da agenda é manter o paciente motivado, ajudando-o a fatiar o processo.

É realmente um desafio conseguir dividir o percurso e buscar ajuda profissional para alcançar o objetivo principal. Eu vivo isso todos os anos quando corro uma maratona, e é sempre um desafio. Vejo que meus colegas de treinamento também vivem esse conflito. Nossa treinadora sempre orienta cautela no início da corrida. Não se pode começar uma maratona forte demais, com risco de faltar energia no final e vivenciar câimbras, dores e aquilo que conhecemos em nossa gíria como "quebra", que é basicamente uma falência súbita de energia com queda abrupta do desempenho físico, que muitas vezes obriga o corredor a abandonar a prova.

O atleta que se propõe a correr uma maratona precisa compreender que o treinador vai indicar uma velocidade de início que seja um equilíbrio entre lenta e não tão lenta, a fim de não prejudicar o resultado pretendido, e sem esforço demasiado, a fim de garantir que o atleta terá energia até o final da prova. Todos terminam exaustos, mas é possível terminar de maneira mais ou menos intensa, e isso depende do início do processo.

Trazendo para a sua realidade, caro leitor, anteriormente o convidei a sonhar, certo? Mas um sonho, uma jornada tão longa, não se planeja de uma única vez. Comece focando os seus hábitos atômicos, seus pequenos hábitos do dia a dia, e estabeleça metas menores, com prazo para realizá-las. Nesse primeiro momento, se empenhe apenas no primeiro passo. Determine uma data de início e uma data para avaliar os resultados e deixe anotado quais são as métricas para considerar se obteve sucesso. E caso não tenha alcançado o pretendido, invista tempo para entender o que induziu você à falha, redimensione as metas e estabeleça um novo período para executá-las.

Você pode preencher o seu primeiro protocolo WOOP agora mesmo. Este é o momento para pensar naquilo que realmente deseja, para pensar no primeiro passo para começar o processo, lembrando-se da importância dos microhábitos, de ter metas SMART que você possa, a cada período — mensalmente, semanalmente ou a cada 45 dias, como fazemos na HealPro — avaliar se foram alcançadas e compreender as razões de sucesso ou não.

Vamos começar?

Wish
Qual é o seu desejo?

Meu desejo é...

Outcomes
Quais as métricas e metas intermediárias para alcançar esse objetivo?

Métricas para um prazo de _____ dias.

1

2

3

4

8

Domine o dominó

Tem coisas que a gente aprende ainda no início da infância. Sei que foi naquela fase, mas não consigo me lembrar quando, que aprendi a jogar dominó! Esse jogo tão popular no Brasil é daquelas brincadeiras que a gente faz desde sempre. É interessante como o dominó é um jogo famoso na pré-escola e entre homens de meia- -idade e idosos que jogam nas praças, nos bares.

Quando ensinamos dominó para uma criança, o que ela precisa fazer para brincar é basicamente aguardar a sua vez, olhar as pontas, conferir as próprias peças e verificar se possui alguma que seja útil. Caso não tenha nada para descartar, pode comprar novas peças em um monte que fica como reserva e verificar se a sorte lhe concedeu a oportunidade de descartar alguma outra. Caso esteja desafortunada, ela ficará uma peça mais longe do seu objetivo de ganhar o jogo. Se precisar comprar mais peças sem receber a alguma que seja descartável, vai acumular prejuízo.

Existem habilidades que desenvolvemos nas crianças a partir dessa brincadeira, como verificar semelhanças, lidar com as frustrações, com o imponderável. A questão é que esse tipo de jogo não foi feito para ser jogado dessa maneira, pelo menos não entre adultos. Um jogador de dominó avançado deve avaliar o comportamento dos competidores a todo momento, olhar para a mesa o tempo todo, calcular quais peças provavelmente estão com cada um dos participantes, analisar quando os adversários compram peças, suas reações faciais, e tentar predizer o melhor uso do próprio arsenal, a fim de dificultar as jogadas dos demais e viabilizar a vitória.

Um bom jogador de dominó treina lógica e matemática o tempo todo, analisa o jogo continuamente e busca antecipar-se aos movimentos dos adversários. Além disso, conforme o jogo evolui, ele adquire mais informações para construir melhor suas jogadas e fazer boas escolhas. Ele não aguarda a sua vez para tomar uma decisão, mas constrói a estratégia ao longo a cada nova rodada, observando os jogadores que se movimentam antes dele, procurando concluir, por meio de uma análise de probabilidades, o melhor jogo possível para si.

Basicamente, esses jogos de tabuleiro têm o mesmo objetivo: desafiar o participante a predizer os movimentos possíveis e as probabilidades de reações dos oponentes, de modo a alcançar a vitória. Todos esses jogos — damas, xadrez, Uno — são de disputas que desafiam a capacidade de análise e atenção humana, a fim de levar o jogador à vitória.

Pergunto: quantas pessoas jogam dominó assim? Claro que estamos falando de um lazer, e esse modo de se postar diante de uma simples partida dependerá do nível de competitividade. Mas reflita comigo sobre como uma pessoa média se comporta durante qualquer um desses jogos. Geralmente rindo, brincando e parando para pensar na jogada somente na sua vez de jogar, certo?

E é exatamente assim que vivem. Do mesmo modo como improvisam suas jogadas, improvisam as escolhas que fazem na vida. Costumo explicar para aqueles mais próximos que a vida é como um jogo de xadrez, ou seja, também depende da capacidade de cálculo. Não falo necessariamente de uma disputa entre pessoas, mas, como no xadrez, quando fazemos escolhas, quando falamos aquilo que queremos, precisamos ter clareza, a partir de um olhar profundo no espelho, de quem somos, de onde estamos e do que realmente podemos fazer. Isso porque, uma vez que a decisão seja tomada e executada, o que nos resta é aguardar as consequências — seja uma jogada do adversário, seja as escolhas dos nossos interlocutores.

Tomando uma ilustração um pouco mais simples para exemplificar o que estou querendo dizer, imagine que você deseja um aumento salarial e fica pensando sobre como conversar com seu chefe. Após alguns dias refletindo, você explica a insatisfação com a sua situação na empresa e pede o aumento de salário. Você fez o seu movimento e pode receber o aumento salarial pretendido; porém, ao mesmo tempo abre a possibilidade para o seu chefe questionar se você está de fato valendo a pena no cargo.

Veja que situação delicada: uma conversa com seu chefe para pedir aumento pode te levar a um aumento salarial ou à saída da empresa, entende? Portanto, antes de fazer o seu movimento, é fundamental olhar-se no espelho de verdade, buscar sinais de que o seu trabalho está sendo bem executado, buscar provas que possam embasar o pensamento de que você é importante e que é realmente possível que seu chefe concorde com você quanto ao aumento salarial. Meça as consequências do seu pedido para não ser surpreendido no fim do movimento.

Se anteriormente eu comparei as nossas escolhas com uma partida de xadrez, o exemplo do dominó cabe também. Assim como nos capítulos anteriores, eu disse que, para dar um reset, você precisa começar desligando o piloto automático, e que ele tem uma correlação com escolhas, decisões e posturas (isto é, com os seus movimentos ativos), a analogia adequada para que possamos construir uma agenda favorável é ter o radar ligado, com a atenção a tudo que está ao seu redor, visando compreender e calcular o que precisa ser feito.

A segunda metade do nosso protocolo WOOP é composta pelos passos finais da construção de uma agenda que conduzirá você a uma trajetória de reset de saúde e de vida. O segundo "O" da sigla significa *obstacles*, obstáculos, etapa na qual você identifica quais possíveis obstáculos deverá enfrentar dentro do período previsto. Já a última letra significa um plano de ação para superar os obstáculos descritos anteriormente.

Identificando obstáculos

Toda ação provoca uma reação. É uma lei universal que deveria funcionar para o nosso cérebro. Porém, quando se trata da mente humana, nem sempre dá certo. Aquilo que eventualmente pode parecer óbvio e racional não é automaticamente aplicável pela nossa mente, que é muito mais complexa.

Dentro do contexto de identificação dos obstáculos, isso ficou claro a partir da minha prática profissional. Então quando, juntamente do paciente, proponho um plano de ação para mudança de vida e produção de saúde, a primeira pergunta que devo fazer é: "Como será a trajetória rumo ao objetivo, o *outcome*, que se refere às métricas intermediárias?". E a resposta a isso costuma ser: "Não vejo obstáculos, acho que consigo".

A questão é que, apesar disso, dentre as pessoas que não atingem os seus objetivos, várias trazem relatos que enfrentaram obstáculos que seriam identificáveis previamente, mas não foram assinalados pelo paciente. Ou seja, a pessoa partiu rumo ao jogo de dominó com base no improviso. Podemos questionar no sentido de entender por que esse paciente, quando indagado explicitamente sobre os principais obstáculos que vislumbrava enfrentar, não conseguiu pensar antecipadamente em desafios simples.

O filtro das emoções talvez explique boa parte dessa dificuldade. Vejo uma semelhança com o cenário de consulta médica, quando o médico apresenta o diagnóstico. No fim da consulta, tudo parece claro para o paciente, mas as perguntas vêm tardiamente, quando ele já voltou para casa. Isso é bastante comum.

Como, então, o médico ou o profissional de saúde pode ajudar o paciente, ou até mesmo como o coach pode ajudar o seu mentorado, a identificar os possíveis obstáculos? Uma maneira boa de testar isso é perguntar: "Em uma escala de zero a dez, em que zero é a menor confiança possível, e dez é um completo nível de confiança, quão confiante você se sente para buscar esses objetivos que traçamos?".

Quando o paciente responder, pergunte o motivo de a nota não ser maior ou menor — algo que vou simular no diálogo a seguir:

— Sete — responde o paciente.

— Então, por que sete e não nove? — pergunta o médico.

Aqui, o paciente tem a oportunidade de exercitar mentalmente como será a jornada. Após a resposta, o facilitador torna a interrogar:

— E por que sete, e não cinco?

A partir dessas perguntas, você começa a desenvolver no indivíduo uma leitura mais global da própria rotina, refletindo o jogo proposto e as peças que ele tem em mãos para calcular as possibilidades de vitória.

Se essas respostas ainda forem insuficientes, no caso de um atendimento médico, algumas indagações são importantes, visto que falamos muito de mudanças alimentares e ajustes na rotina:

Dentro do período proposto você:

- Possui alguma viagem marcada?
- Tem algum projeto específico no trabalho que exigirá mais do que costuma se esforçar para fazer?
- Existe alguma festa ou comemoração específica na qual você pretende consumir mais álcool ou comer mais do que costuma?
- O que fará nos próximos feriados?
- Como serão seus próximos finais de semana?

E tão importante quanto saber o que se quer, o seu *wish*, e caminhar rumo ao próximo degrau, ou seja, estabelecer a meta SMART intermediária, é fundamental investir energia testando quais os possíveis obstáculos você vai enfrentar no percurso. Perceba que se quer chegar a um patamar novo de saúde, se deseja alcançar algo que realmente transformará não só a sua saúde, mas toda a sua vida, se a analogia que fazemos com o "começar de novo" do reset faz sentido para você, é fundamental que, após o uso mais profundo do espelho, você invista energias mentais no tópico da agenda, utilizando o protocolo WOOP, a fim de ter um plano de ação bem desenvolvido.

Ter um plano de ação neste momento é entender que na jornada rumo ao desejo vamos "fatiar" o processo com metas e métricas intermediárias — como falamos anteriormente — mas que não vamos caminhar em direção a elas no improviso. Vamos estudar o jogo, vamos pensar previamente quais são os desafios que iremos enfrentar, vamos nos esforçar para imaginar a nossa rotina, os nossos dias, os próximos compromissos que temos, e fazer isso dentro de uma relação temporal, em que o processo de assinalar metas nos ensine a ter clareza das dificuldades.

As surpresas são parte da vida. Aliás, o contraponto mental para alguém que costuma usar a agenda também é lidar com leveza com o fato de não controlarmos os eventos que a vida nos impõe, com os imprevistos e com aquilo que muitas vezes fazemos e não dá certo. Porém, o que não pode acontecer é a falha por omissão, sofrermos por obstáculos que eram previsíveis e foram negligenciados. Para que isso não ocorra, necessitamos desse exercício constante de identificar os desafios, os problemas e as dificuldades que deverão aparecer nessa parte da jornada rumo ao grande desejo.

Com tudo isso em mente, é hora de definir um plano de ação.

9

Como fazer seu plano?

Antes de falar da elaboração do plano de ação propriamente dito, é importante demonstrar que o reset pode ser considerado um plano em si. Após olhar no espelho, você vai desenvolver com o WOOP um *projeto de saúde* ou *projeto de reset*, visto que essa ferramenta pode ser aplicada em qualquer área da vida. Tratar disso é importante para diferenciar as ações, a fim de compreender exatamente o que será necessário para esse passo tão importante.

Chamaremos, a partir de agora, de **projeto** todo conjunto de ações que envolvem o reset e o protocolo WOOP como um todo — lembrando que ele funciona se for aplicado periodicamente, sendo que a primeira linha se mantém praticamente imutável, enquanto as demais linhas devem ser refeitas para o período em questão.

Portanto, chamaremos de **plano** as ações que devemos definir para superar os obstáculos dentro do período que foi decidido como intervalo. Assim, os momentos de reavaliação serão usados para avaliar se as metas foram atingidas, para compreender o que foi feito no período, o que deu certo e aquilo que necessita ser melhorado, com o intuito de rever os obstáculos enfrentados e estudar os próximos desafios. Então, desse ponto de partida, ter planos de ação para driblar e vencer as dificuldades previstas.

Observe que o WOOP é uma ferramenta de solução de problemas que pode ser usada em todos os cenários: na sua saúde — como um projeto de promoção a saúde —, na carreira, na vida pessoal, em qualquer proposta de vida mais longa. Você poderá usar esses passos para subir cada degrau. O importante é que fique claro que, em qualquer projeto de vida — e um reset é um projeto de vida nova — seja no âmbito físico, profissional, emocional ou pessoal-familiar, nada é feito no improviso. Nenhum passo é dado sem análise, sem clareza de quem você é, do que quer, do que precisa fazer em certo espaço de tempo, sem mapear as dificuldades ou sem planejar o passo seguinte.

Enquanto escrevo este capítulo, faço a minha própria reflexão sobre como tenho desenhado os meus passos e me pergunto se tenho aplicado esses conceitos em todas as áreas da vida. Seria uma hipocrisia dizer que faço isso com maestria, mas posso afirmar que, de alguma maneira, esse é o conceito geral que aplico nos meus processos decisórios, ainda antes de conhecer o WOOP. Sempre busquei clareza para saber quem sou e que passo posso dar em cada situação, qual o tamanho necessário do próximo passo e como desenhar essa trajetória da melhor forma possível, com metas mais curtas para fatiar o processo.

A pergunta que quero discorrer agora deve levá-lo a pensar um pouquinho sobre o componente emocional no processo decisório dos passos: aquela empolgação que vem do coração e nos leva vários metros adiante, muitas vezes com uma energia que originalmente não seria possível fazê-lo, entra onde?

Como demonstrei anteriormente, as emoções são um filtro que pode distorcer a realidade, aumentando ou diminuindo tanto a dimensão do plano quanto a percepção do esforço realizado. Um coração feliz pode se anestesiar perante as dores de um processo duro, enquanto um coração amargurado tende a superestimar as dores, sejam elas físicas ou emocionais. A percepção desagradável é diferente a partir do nível de endorfina, serotonina e dopamina que você mantém em seu cérebro.

Quando passei pela minha mudança de estilo de vida, aprendi que as pessoas não mudam por medo. Um nível de colesterol alto não comove ninguém para uma transformação sustentável; uma bronca do cardiologista não nos impulsiona na caminhada; mesmo uma experiência desagradável, como um infarto agudo do miocárdio, com vivência em uma UTI com necessidade de cateterismo, é esquecida tão logo seja possível. Vejo que em torno de um ano é prazo suficiente para o mais assustado dos pacientes se esquecer de todo medo e voltar ao estilo de vida ruim que o levou àquela situação dramática anterior.

As pessoas não mudam por medo, e sim por paixão. É a perspectiva de recompensa no curto, médio e longo prazos que nos permite construir motivação suficiente para sonhar, planejar e caminhar. Portanto, ao trabalhar em um plano de ação, um projeto de saúde, uma jornada de curto prazo, você precisa resetar o conceito mental que possui, o seu modelo mental de tomada de decisão, o seu "preset". Ou seja, a sua configuração inicial, a forma como você funciona.

O grande problema das pessoas é viver apegadas ao preset inicial. Preset é a configuração predefinida de algo, qualquer coisa que venha pré-configurada. A maioria das pessoas gasta mais energia justificando o seu preset do que trabalhando em um projeto de reset. Porém perceba que, assim como no video game, se você apenas apertar o botão de reset, voltará para a configuração do preset anterior — e não é isso que desejamos!

Se a sua ideia é construir cura, começar tudo de novo de um jeito novo, se você está convencido que em algum momento do seu trajeto tudo se perdeu e está difícil continuar, ou se faz sentido para você começar de novo de um novo jeito, este é o momento de compreender que não é "só começar tudo de novo, de novo". Se você não reconfigurar o seu preset, retornará aos mesmos erros e falhas e continuará vivendo em círculos.

Como conhecer o seu preset? Olhe-se no espelho! Sem se conhecer não deve mexer nas configurações sem um plano de ação, pois o filtro das emoções pode levá-lo a decisões impulsivas e, por vezes, equivocadas.

Depois de ter clareza de quem você é e de qual é o seu preset, ou seja, em qual momento você está e qual é o seu modo pessoal de funcionamento, após ter clareza do que quer e aonde quer chegar, use a agenda! Tenha um plano de ação, um projeto, preferencialmente escrito. Experimente ter uma agenda, pare de viver com impulsos no modo Zeca Pagodinho e não jogue o dominó da vida com improvisos. Pare e pense no que tem ocorrido ao seu redor, compreenda o seu contexto e, a partir daí, defina um plano para superar os obstáculos que prevê enfrentar para alcançar sua meta intermediária. Não se esqueça de que ela precisa ser específica, mensurável, relevante, atribuível, atingível, realista e com um prazo definido.

Invista tempo para estudar como será o processo de busca dessa meta, desse objetivo. Pense nas eventuais dificuldades que podem se impor. Se forem difíceis, olhe no calendário, pense em datas e eventos que podem atrapalhar a sua rotina, visualize seus próximos compromissos e pense em como eles podem impactar o alcance das suas metas. Com esse mapeamento em mãos, se antecipe aos problemas e planeje o que fazer caso eles realmente aconteçam.

Construir a última linha do protocolo WOOP é se antecipar às dificuldades. Se fizermos uma analogia com o processo de reeducação alimentar, fica ainda mais claro: na HealPro, evitamos usar o termo "dieta", que pode trazer uma percepção de restrição e de que a melhoria da alimentação tem um prazo predeterminado. Apesar de o conceito de dieta não ser esse exatamente o "preset" das pessoas, ele carrega o preconceito com o termo; portanto, vamos falar de reeducação alimentar.

Ao longo de um dia, diversos imprevistos acontecem. Nem sempre as coisas evoluem como desejamos. Sofremos revezes e alegrias que direcionam as nossas emoções, mexem nos nossos horários, mudam os nossos planos. Se você está empenhado em um processo de reeducação alimentar, precisa se antecipar em relação ao que fazer para não decidir de maneira improvisada. Se depender da sua vontade do momento, a probabilidade de você falhar no processo aumentará demais. E para reduzir a chance de falhar, você deverá pensar nos dias anteriores, em como será a rotina prevista de sua semana, o que pretende escolher para comer ao longo dos próximos dias, quais possíveis dificuldades poderão bagunçar o dia a dia. Assim, consegue criar planos para vencer tais armadilhas.

Entenda que em jornadas longas você não vence todas as batalhas. Mas a derrota não pode ser por distração ou omissão. Ainda falaremos sobre o que fazer e como lidar em caso de falhas, mas é importante entender que ter um plano aumentará muito as chances de vitória.

Então, vamos completar o seu protocolo WOOP?

10

A agenda doente

Quando falamos de doenças crônico-degenerativas, tratamos de um grupo que, como já citei, tem uma relação clara com "o jeito que o paciente vive a vida". Entretanto, como é que a ciência tem trabalhado com mais afinco? Na produção de medicamentos, tecnologias, técnicas cirúrgicas e equipamentos para produzir sobre-vida do paciente. Entretanto, pouco falamos sobre produzir um ambiente que deixe essa pessoa menos doente e, posteriormente, possa torná-la saudável.

Esse é um conceito bacana que trabalhamos na Medicina do Estilo de Vida (MEV), o qual, em outras palavras, estamos chamando de produção ou promoção de saúde, em que se cuida do entorno do paciente para que ele possa reencontrar um caminho rumo à saúde. Profissões que andam ao lado dos médicos tendem a trabalhar a promoção de saúde de maneira mais clara, como os psicólogos, que ajudam o paciente a ressignificar a vida e viver melhor em seus contextos; fisioterapeutas e educadores físicos, que ajudam as pessoas a terem mais capacidade funcional e a alcançarem a possibilidade de fazer mais coisas no dia a dia; nutricionistas, fonoaudiólogos, terapeutas ocupacionais... Todos eles podem trabalhar o entorno do paciente para promover mais saúde.

Nisso, percebo que boa parte dos profissionais que buscam a MEV compreendem isso a partir de uma frustração profissional, uma sensação de escassez de eficácia em seu ato de trabalho isolado. Converso com neurocirurgiões que percebem que as dores na lombar dos pacientes não são solucionadas com cirurgia ou medicamentos, cardiologistas que se frustram ao ver que prescrever remédios para colesterol, diabetes e hipertensão não impacta a vida do indivíduo, tampouco promovem saúde de verdade ou acrescentam vida aos dias.

É nesse amadurecimento do saber que o profissional médico, em especial, migra de uma abordagem a partir dos próprios atos de carreira e passa a trabalhar como um agricultor que vai cultivar o ambiente e o estilo de vida do paciente para produzir saúde.

Saúde se cultiva. Envolve clima, ambiente, solo, convivência, humor. Assim, é criado um ambiente que produz vida. É muito mais que pensar em sobrevida, em aumentar os dias; *precisamos acrescentar vida aos dias*.

Quando penso na minha prática de consultório hoje em dia, em que atendo muitos pacientes que buscam ganhar qualidade de vida, percebo que é fundamental compreender o quanto de vida já existe nos dias do paciente, o quanto ele vive, quanto apenas sobrevive, se apenas existe. Preciso dissecar como todo o estilo de vida desse paciente está infringindo doença na biologia dele, para que eu possa trabalhar suas dores, motivações e autorreflexões, a fim de encontrar um caminho de saúde.

Até agora trabalhamos toda a alegoria do espelho e da agenda dentro de um projeto de reset. Porém, o termo "agendopatias" é tão característico e forte que seria uma omissão de minha parte progredir em nosso mecanismo de reset sem uma pausa para refletir sobre a relação das pessoas com suas agendas e o processo de saúde-doença.

O nosso processo de adoecimento e de cura está diretamente ligado ao mundo externo. E ao analisar preceitos da psicologia positiva, da Medicina do Estilo de Vida, das ciências que tratam de hábitos, das descrições fisiopatológicas da cardiologia, eu diria que, para se viver bem, é fundamental conhecer as nossas vulnerabilidades e compreender qual é a nossa possibilidade de estabelecer limites. O que está ao redor nos afeta até o limite que permitimos, e existe uma balança entre vulnerabilidade e estabelecimento de limites.

Comecemos pelo tradicional exemplo da alimentação. Só cai em um episódio de compulsão por chocolate quem gosta de chocolate. Gostar de chocolate é a vulnerabilidade da pessoa e, portanto, se a pessoa odeia chocolate, o risco de ela ceder a episódios de compulsão comendo uma barra gigante em poucos minutos é mínimo. Então, por que a pessoa que gosta de chocolate, em um episódio de demanda afetiva do seu cérebro, escorrega em uma armadilha alimentar para ceder à tentação? Porque o sabor, a glicose e a gordura despertam a sensação de prazer e bem-estar.

Nossas vulnerabilidades estão profundamente ligadas a nossas necessidades e desejos. E aqui voltamos a Spinoza: "Afeto é tudo aquilo que nos afeta". Por que isso nos afeta? Porque estamos vulneráveis a tal coisa (o chocolate, no caso), porque produz em nós satisfação e prazer. E como carregamos em nós demandas desse tipo para desenvolver a sensação de potência de vida, buscamos acessar tais sentimentos por meio daquilo que desperta alegria em nós. Assim, nos tornamos vulneráveis.

Em última análise, a minha concepção de saúde é sobre resgatar as possibilidades e capacidades de estabelecer limites: limites para o comer, limite para o amar, limite para o fazer, limite para o ter, limite para o pertencer, limite para tudo o que nos cerca, inclusive limite para os nossos entes queridos e para os nossos próprios desejos e sonhos. Mas como a pessoa pode avaliar o que é importante de maneira a se vulnerabilizar, ou seja, se expor, imprimir afeto, desejo e esforço, mesmo que grande, e com alguma cota de sacrifício frente a demandas sociais legítimas? A partir de qual momento isso se torna um exagero?

Compartilho do sofrimento do paciente quando abordo jovens de origem pobre que levam jornadas duras de trabalho e estudos. O jovem acorda às cinco da madrugada, pega um ônibus e segue por mais de uma hora em pé rumo ao emprego, onde permanece por nove horas e, depois disso, corre para a faculdade, onde fica até o fim da noite, quando torna a pegar o ônibus e chega em casa depois das onze horas da noite. Em algum momento esse jovem irá ao cardiologista fazer um check-up e estará com os exames alterados, provavelmente desenvolvendo uma síndrome metabólica. Casos assim me deixam profundamente angustiado, porque eu tenho consciência do esforço para terminar os estudos, que permitirão a esse jovem contemplar uma demanda, um desejo de ascensão social legítimo. Ao mesmo tempo, me preocupo com a manutenção de um comportamento sedentário, que é nada mais que adubar um solo patológico para a saúde desse jovem.

Outra coisa que me angustia muito é quando atendo pessoas como eu. Pessoas com o meu perfil são agitadas, com uma tendência a inquietude e uma satisfação em executar projetos, sonhar, produzir coisas. Eu sou apaixonado pelo meu trabalho, realmente. Quando atendo pacientes, sinto satisfação. Quando escrevo, ministro aulas e palestras, dou mentorias e faço reuniões estratégicas e de planejamento, tudo isso desperta em mim alegria. Não sinto dor nenhuma por trabalhar bastante e aos finais de semana, nem por escrever de madrugada.

Por outro lado, por compor o movimento da MEV, sinto-me na obrigação de entoar o coro da importância do descanso, esse mantra que eu repito aos pacientes e a mim mesmo com frequência. Tenho muitos colegas que se parecem comigo, que concordam em viver uma vida agitada, e essas pessoas precisam ter clareza de qual é o limite do burnout. Qual é o limite entre sentir prazer na execução e sofrer constantemente com o dilema entre usufruir a potência de vida e descansar, mesmo quando não sente a necessidade do descanso.

Em 1908, dois psicólogos, Robert M. Yerkes e John Dillingham Dodson, publicaram um artigo[*] em que correlacionavam a excitação com o desempenho. Trata-se de uma observação acadêmica empírica e aceita por toda comunidade científica. Nesse estudo, os

---

[*] Yerkes, R. M.; Dodson, J. D. "The Relation of Strength of Stimulus to Rapidity of Habit-Formation", nov. 1908. *Journal of Comparative Neurology and Psychology*, 18, pp. 459-82. Disponível em: <https://onlinelibrary.wiley.com/doi/10.1002/cne.920180503>. Acesso em: 9 jan. 2025.

autores apresentam a relação do estímulo com produtividade, ou seja, quanto mais você é cobrado, mais produtivo se torna; quanto mais é demandado, mais produtivo se torna; quanto mais estímulos recebe, mais produtivo fica... até o momento que sua energia se esgota. Existe um limite, um ponto ótimo de cobrança que torna o indivíduo produtivo e potente. Podemos classificar esse estímulo como uma ansiedade funcional, que aumenta a produtividade do indivíduo e produz satisfação e prazer, mas o grande desafio de pessoas resilientes a estímulos ansiogênicos é compreender como e quando estabelecer limites.

Lei de Yerkes-Dodson
Curva de Desempenho Humano e Estresse

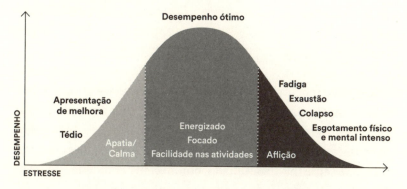

Existe uma autora em que aprecio muito o modo como trata essa questão. Ela se chama Crystal Stine e escreveu o livro *Holy Hustle* (Harvest, 2018), que pode ser traduzido com o "santa agitação" ou "santa correria". Quando li seus pensamentos escritos na obra, senti que alguém tinha dado voz aos meus dilemas. Sendo uma autora do segmento religioso cristão, ela tem um olhar para o exercício dessa agitação — que eu avalio como busca e exercício de potência dentro de um ciclo que envolve realizar, encontrar satisfação e sentir satisfação — como parte de um chamado divino.

O objetivo aqui não é transcender tanto a nossa discussão, porém reforço a minha concordância com a autora de que, independentemente da sua fé, é importante encontrar equilíbrio entre a sensação de desafio e o que chamamos de *flow*, um estado emocional que, no conceito da psicologia positiva, avaliamos como estado de plenitude e produtor de sentimentos positivos.

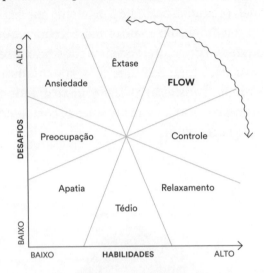

Esse gráfico mostra a correlação direta entre os estímulos dos desafios a que a pessoa se submete e as habilidades que ela possui para resolver tais questões. Assim, descreve o tipo de sentimento ou sensação que esse binômio desperta. Então, situações em que a pessoa se sente muito desafiada, porém sem habilidades, tendem a gerar sentimentos de ansiedade negativa. Se o nível de desafio for baixo e as habilidades da pessoa forem médias ou altas, haverá sentimentos de tédio ou relaxamento. Mas situações desafiadoras nas quais o indivíduo tem as habilidades necessárias para propor soluções fazem com que ele entre em estado de *flow* — um estado de satisfação, liberação de substâncias euforizantes no cérebro que o levam ao bem-estar.

Crystal Stine nos fala sobre a "santa agitação" no contexto de alta produtividade com ótimo descanso, pois ele é fundamental para manter as funções cerebrais ativas e as habilidades em condições de serem aplicadas. Nossas habilidades são como armas, e o descanso precisa ser estratégico, tanto em quantidade quanto em qualidade, para garantir a melhor utilização delas.

Porém, é no tópico do descanso que pessoas muito comprometidas com a produtividade tendem a falhar, porque, de uma hora para outra, elas deixam de ser alguém feliz e produtivo para viver uma situação de patologia psiquiátrica.

Em 2019, a revista *Você S/A* publicou um artigo que dizia: "Causa mortis: trabalho",[*] em que trata de dados de um livro chamado *Dying for a Paycheck* (Harper Business, 2018), que traduzido seria algo como "morrendo por um salário". A matéria traz dados importantes sobre a construção de ambientes profissionais produtores de doenças. Dentro da nossa analogia do início do capítulo, os colaboradores da empresa seriam plantas expostas a solos pouco adubados, áridos, em condições climáticas desfavoráveis para a promoção de saúde e de crescimento.

O burnout é o caso clássico, ou a descrição mais conhecida, desse tipo de processo de adoecimento. Uma doença caracterizada pela "despersonalização", com sintomas psicológicos como apatia, ansiedade e agressividade, que tem sido uma causa comum de afastamentos médicos. Geralmente atribuímos o burnout a um problema da relação do trabalhador com a empresa, mas desprezamos que muitos profissionais liberais, como médicos e advogados, por exemplo, por uma gestão inadequada das próprias agendas, acabem adoecendo.

É fundamental compreender que, assim como descrevi no início do livro, é importante desligar o piloto automático para estar apto a um reset saudável, para ter saúde e recomeçar rumo àquilo que se deseja. Seu relacionamento com a sua agenda pessoal — e aqui coloco não só as questões de gestão do tempo, mas de planos, sonhos e vontades — também precisa estar alinhado ao seu estado atual.

~~~~~

[*] Nór, B. "Causa mortis: trabalho. Por que as pessoas estão morrendo por um salário". *Você S/A*, 24 abr. 2019. Disponível em: <https://vocerh.abril.com.br/politicaspraticas/causa-mortis-trabalho-por-que-as-pessoas-estao-morrendo-por-um-salario>. Acesso em: 9 jan. 2025.

Estímulos euforizantes podem melhorar a produtividade, mas os mesmos estímulos, em um momento diferente de vida, podem levar você a um burnout, a uma doença psiquiátrica ou a somatizar com uma doença cardíaca — ou até mesmo a um câncer.

Claro que meu objetivo não é assustar o leitor, mas demonstrar os paradoxos da experiência do viver. Acredito que nenhuma pessoa produz de maneira voluntária um ambiente de adoecimento. Muitas vezes, "construímos" as doenças com motivações legítimas. E há situações difíceis de explicar, seja por falta de descanso adequado, seja pela dificuldade de estabelecer limites, que aquele estímulo que outrora não era adoecedor passa a se comportar como danoso para o seu corpo, sua vida e sua saúde mental. Quando chega a esse ponto, é hora de estabelecer limites, parar tudo e apertar o reset.

Para concluir este capítulo, preciso explicar como eu abordo aquele jovem que vive um momento peculiar de vida, com carga horária muito alta e com uma agenda muito corrida, adoecedora; quando percebo a necessidade de mudar o estilo de vida ao mesmo tempo que compartilho de sua angústia social para cumprir as demandas do momento: usamos a ferramenta do espelho, da agenda e do par de tênis.

Nesse caso, o espelho para compreender exatamente o problema: qual é a causa do sedentarismo e da má alimentação? O paciente trabalha o dia inteiro e faz faculdade à noite, chega tarde em casa e não consegue ir para a academia. Então, o primeiro passo é entender que o problema de saúde existe. Esse já é um bom olhar para o espelho, e podemos deixar claro para o paciente que esse assunto precisará ser enfrentado.

O segundo passo é construir uma agenda, mesmo que alguns prazos demorem anos para serem executados: quantos anos faltam para terminar os estudos? Até a graduação ser concluída, precisamos negociar que, durante o período de férias, a atividade física não pode ser negligenciada. Estamos falando de três meses no ano, não é um tempo desprezível. Se acrescentarmos um pouco de atividade física aos finais de semana e feriados, conseguimos melhorar muito alguns resultados.

E na transição entre a agenda para o par de tênis, podemos questionar o paciente sobre as escolhas alimentares nos dias úteis — é comum fazer piores escolhas alimentares em nome da vida corrida. Assim, podemos iniciar uma negociação com uma conversa do tipo: "Visto que você terá dificuldade de fazer atividade física — e compreendo completamente as suas questões pessoais e não me sinto no direito de sequer questionar a importância de você trabalhar e estudar, o que enche a sua agenda e impõe dificuldades para um autocuidado ideal —, podemos abrir mão do álcool e melhorar um pouco a alimentação?". Essa é uma forma de estabelecer um canal de comunicação empático para apresentar o espelho, propor uma agenda e ajudar a pessoa a calçar o par de tênis.

E como, nós amantes da produtividade, podemos prevenir uma agendopatia? Vou compartilhar com você o que eu faço. Tenho meus próprios sinais de alerta, vivo atento, percebendo como estou, olho diariamente no espelho das emoções e tento me perceber ao máximo.

No meu caso, sou do tipo que demora a expressar raiva e agressividade; os sentimentos tendem a ficar guardados. Então eu preciso, mais do que outras pessoas, entender se as situações geram sentimentos ruins. Para isso, necessito estar o tempo todo em contato comigo mesmo, fazendo uma leitura do que sinto e estudando meus resultados pessoais. E no meu caso em específico, a variável que mais precocemente é afetada na performance pessoal é me esquecer de alguns compromissos. Então, quando percebo que esqueci alguns compromissos, mesmo que não os perca, por ser lembrado pelas secretárias, por exemplo, entendo que talvez seja a hora de dar uma pausa e descansar.

Penso que uma pessoa que deseja se manter em alta produtividade precisa ter uma leitura constante de si. Prevenir uma doença relacionada à agenda significa ter muita clareza de quem você é neste mundo, saber o que quer e o porquê das suas escolhas e sacrifícios, entendendo as dinâmicas ao seu redor e sabendo se comportar de maneira favorável, evitando desgastes e promovendo construção e conectividade.

Seguindo essas diretrizes, você construirá parcerias que vão potencializar as suas realizações e, assim, conseguirá obter mais produtividade com esforço compartilhado. E até para desenvolver essas parcerias será necessário ter clareza do que você pode oferecer e o que precisa de complementariedade. Ou seja, estamos falando de autoconhecimento.

Costumo dizer que para prevenir de verdade uma agendopatia, você precisa assumir o controle da sua vida. Em minhas palestras, digo que as pessoas vivem como se estivessem em um trem fantasma: sempre reagindo aos sustos e aos trancos e fora do controle das situações. Dentro de todas as analogias que trabalhamos, o ambiente que transforma uma pessoa saudável em uma pessoa doente envolve alguém que não sabe o que quer, não sabe aonde quer chegar, não se conhece, não sabe quais as suas melhores habilidades, não faz leitura do seu entorno, não estabelece limites para as relações interpessoais. Como reflexo de tudo isso, abre espaço para relações abusivas e tóxicas, aceita com mais facilidade agressões e, por não fazer uma leitura do que acontece ao seu redor, não entende a sequência de eventos. Em um jogo de dominó, esse indivíduo toma decisões no improviso o tempo todo, é reativo e fica à mercê do próximo susto.

Seja dono da sua agenda. Saiba o que quer e aonde deseja chegar. Decida até o que permite que as pessoas façam ou falem com você. Estabeleça limites não só com os outros, mas também para as suas vontades, tendo clareza de uma ordem de prioridades para a execução delas. Resolva as pendências uma por vez, deixe tudo anotado, se precisar. E o mais importante de tudo: por meio do autoconhecimento, tenha certeza de quais são os seus sinais de alerta que demonstram a necessidade de descanso e, ao percebê-los, priorize-se!

Atendo muitos pacientes com queixas de cansaço no consultório, pessoas com agendas doentes à procura de remédios para tratar sintomas relacionados à necessidade de descanso. Cabe ao médico identificar essa relação do paciente com seus anseios, prazeres e atividades, e conduzi-lo a um olhar no espelho, para que isso seja o início do seu reset.

PARTE 4

As doenças do par de tênis

11
Sinta o próprio pulso

"Ando devagar,
Porque já tive pressa
E levo esse sorriso
Porque já chorei demais

Hoje me sinto mais forte
Mais feliz, quem sabe
Só levo a certeza
De que muito pouco sei
Ou nada sei
[...]
É preciso amor pra poder pulsar
É preciso paz pra poder sorrir
É preciso a chuva para florir."

Almir Sater, *Tocando em frente*

Se atualmente a minha principal atuação se dá em um consultório, trabalhando com meus pacientes à luz de um olhar mais amplo sobre as causas de suas doenças, a minha rotina já foi composta basicamente por um cenário de Unidades de Terapia Intensivas (UTIs), prontos-socorros, salas de emergência e atendimento a pacientes em estado grave.

Trabalhar em ambientes assim é muito cansativo para a equipe, pois trata-se de pacientes com quadros de saúde instáveis, que podem mudar a qualquer momento. Já vivi situações complexas de complicações que me deixaram de mãos atadas, como no caso de um aneurisma dissecante de aorta bem grave, um tipo de doença da aorta, a maior artéria do corpo, que tem risco iminente de se romper, causando a morte. Nos casos do tipo A, a cirurgia cardíaca é a única medida que pode salvar a pessoa e, naquele domingo à tarde, meu paciente estava com uma dissecção de aorta, sendo preparado para ir ao centro cirúrgico, quando evacuou sangue em uma quantidade tão grande que inviabilizou a cirurgia. Infelizmente ele morreu sem podermos ministrar o tratamento adequado.

Na maior parte das situações, por sorte, tive o privilégio de ajudar os meus pacientes com os cuidados e tratamentos e obtive bons resultados. Por algum motivo que não sei explicar, criei o hábito de, em emergências e situações críticas, ficar ao lado da pessoa, segurando o seu pulso.

Do ponto de vista técnico, o paciente estava monitorado pela equipe de enfermagem e, às vezes, pelo fisioterapeuta. Todas as variáveis de sinais vitais e eletrocardiograma estavam no monitor, mas, ao segurar o pulso do paciente, eu me sentia conectado a ele.

E quando penso em executar um projeto com a profundidade de um reset, é fundamental compreender que se trata de um momento crítico. Apesar de controlar algumas variáveis, inúmeras outras surgem a despeito do melhor planejamento possível e, em um processo de execução, sempre é preciso tomar decisões. Como em cada jogada de dominó, ou em cada passo de uma corrida, haverá uma decisão a ser tomada, e para fazer isso da forma correta é preciso estar conectado consigo, ter plena convicção de quem você viu no espelho e aonde essa pessoa quer chegar.

Portanto, quando falamos de executar o reset, quando falamos de executar o seu projeto, quando falamos de colocar o par de tênis para trabalhar: sinta o pulso, que significa não tirar os olhos de todo caminho, prestando atenção em si, no que sente, como reage, no que quer, na sua relação com o entorno.

No contexto deste nosso livro, o pulso ainda tem um significado adicional: nossa experiência com mudanças de estilo de vida com o auxílio de uma equipe multiprofissional mostra que, no início de um projeto assim, há uma dose extra de empolgação. O paciente executa mais que o planejado, se mantém motivado e empenha energia que não havia demonstrado anteriormente.

A nossa estratégia começa sabendo que a empolgação inicial pode ser boa; mas, como facilitadores do processo, precisamos antecipar que se trata de uma empolgação de curto prazo e que haverá também o momento de desmotivação. A vida acontece em pulsos, e as longas jornadas também têm altos e baixos.

Processos exequíveis e sustentáveis não acontecem com um único salto grandioso, mas com pequenos passos constantes e, por que não, alguns momentos de desânimo. O segredo é compreender que, ao cair, você deve se levantar e continuar. Para isso, é necessário se acolher, é preciso estar conectado com a sua essência, para não perder de vista o seu grande desejo.

Alguns dos nossos pacientes tentam fugir das reavaliações após um período de pouco sucesso, na tentativa de executar os planos que foram abandonados momentaneamente. Mas é importante que você tenha clareza de que não é em toda reavaliação que teremos resultados bombásticos e que a falha é normal. O que não pode ser normal é se autoflagelar por ter falhado.

Quero compartilhar com você um arquétipo que tenho trabalhado muito com a minha psicóloga. Nós o chamamos de Super-Bruno. Para compreendê-lo, você precisa entender um pouco da minha história. Sou o primogênito da minha família e sempre fui muito obediente. Nem sempre fui bom aluno, mas aos doze anos encontrei um rumo: entendi que, para ser médico, precisaria ser estudioso. Escolhi precocemente a medicina por influências familiares e inspirações.

Sempre me cobrei muito para corresponder às expectativas das pessoas e me alimentava de uma recompensa social por ser um "bom moço". Na adolescência continuei a atingir o que esperavam de mim: no âmbito religioso, um "bom cristão"; na escola, um "bom aluno"; em casa, um "bom filho". Entrei em uma faculdade pública aos dezessete anos e me esforcei para ser um "bom estudante de medicina". Quando conheci o amor da minha vida, procurei ser um "bom namorado".

Por sempre me empenhar demais em tudo, criei interna e externamente a imagem de alguém que precisava sempre corresponder às expectativas do seu entorno com bondade, esforço e gerando resultados. Isso me trouxe a um excelente patamar, mas carregando um peso muito grande. Você, leitor, deve concordar que não é possível ser bom em todas as coisas o tempo todo. Em algum momento, você vai falhar!

Esse arquétipo de bom cristão, bom amigo, bom aluno, bom médico, bom filho, bom pai, bom esposo é, ao mesmo tempo, verdadeiro e falso. Lidar com a própria falibilidade e com a cobrança de ser bom em tudo sempre foi algo que precisei trabalhar em sessões de terapia para aceitar que esse conjunto do Super-Bruno não deveria ser um peso a ser carregado, visto que somos falhos, imperfeitos e que em algum momento não corresponderemos às expectativas do nosso entorno, cabendo a nós aceitar o próprio deslize. Quando entendemos a nossa imperfeição, surge a capacidade de recalcular a rota.

Como sabemos que a rota precisa ser recalculada? Primeiramente, porque você está em contato consigo, medindo o próprio pulso, se olhando no espelho o tempo todo. Em segundo lugar, porque em uma jornada em que você sabe aonde quer chegar, tem o seu *wish* bem delimitado. Você analisa as métricas intermediárias, observa o que tem acontecido com o seu comportamento, faz intervenções e compreende se esse conjunto de escolhas e resultados aponta para uma direção que faz sentido.

Portanto, o primeiro princípio para usar o par de tênis é: durante todo o processo de execução, esteja em profundo contato consigo, com a sua essência, com os seus desejos, com a sua alma. Saiba aceitar a própria falibilidade sem desistir. Você tem inúmeras qualidades, mas é impossível não falhar em algum momento.

Durante essa longa jornada, ao cair, você deve se levantar e voltar a caminhar e a correr, porque todos tropeçarão vez ou outra. Acolha suas falhas de maneira equilibrada, ao mesmo tempo que deve evitar desculpas rasas e infundadas. Compreenda, dia após dia, ao refletir e ao se olhar no espelho, como chegar ao equilíbrio.

12

Tênis certo

"Todas as manhãs, a gazela acorda sabendo que tem
que correr mais veloz que o leão ou será morta.
Todas as manhãs, o leão acorda sabendo que
deve correr mais rápido que a gazela ou morrerá de fome.
Não importa se és um leão ou uma gazela: quando o sol
desponta, o melhor é começares a correr."

Provérbio africano

O esporte tem o poder de transformar vidas de maneira muito profunda e contundente. No início do livro, contei como a corrida marcou a minha vida. Contei a história do dr. Drauzio Varella. De maneira ousada, comparei as nossas trajetórias — e digo ousada pela grande admiração que tenho por ele. São narrativas que demonstram o impacto do esporte sobre a saúde e a entrega de muito significado. Porém, quando o contexto em que o esporte entra é social, esse poder transformador ganha um brilho especial.

Não importa em qual esporte, sempre existem histórias de pessoas muito pobres que, ao descobrir um talento esportivo, passaram a ter acesso a estudo, lazer, renda e qualidade de vida. A periferia e as comunidades são celeiros para o futebol e o atletismo, mesmo no âmbito amador. Conheço pessoas que tiveram a oportunidade de estudar em um bom colégio de ensino médio por terem, por exemplo, um bom desempenho no vôlei.

E pelo fato de o atletismo ser a minha comunidade, as histórias de transformação social chegam aos meus ouvidos com maior frequência. No livro *Correr*, o dr. Drauzio conta a trajetória de Adriana da Silva, uma atleta de elite que venceu a pobreza e agarrou com unhas e dentes as oportunidades que o esporte lhe concedeu — tanto como espaço para lazer e bem-estar quanto como oportunidade de ascensão social. Ela, que aos nove anos começou a trabalhar como empregada doméstica para ajudar a mãe, aos doze anos correu sua primeira prova em Jacareí. O que mais me impressiona é quando o livro conta que "ela nem tênis tinha, correu com sapato de couro".

No atletismo, é grande o número de histórias deste tipo: pessoas que não tinham sequer um par de tênis para correr e, ao disputarem e vencerem uma prova em condições inadequadas, ganharam a atenção de algum patrocinador ou treinador, bem como a oportunidade de transformar a vida.

As pessoas que são do mundo da corrida têm consciência da diferença que faz correr com um bom tênis. Tênis não substitui treino, claro, não substitui talento nem tampouco confere condicionamento; mas uma boa ferramenta pode facilitar o trabalho.

Se nos capítulos anteriores eu tratei do par de tênis como símbolo de atitude, agora quero dizer que, em uma jornada de execução, você precisa escolher as ferramentas corretas. Isso passa por compreender os recursos que tem em mãos e a sua habilidade de executar, com ou sem elas.

Eu já tive a oportunidade de atender pessoas com dificuldades, sejam de ordem econômica ou por questões sociais relacionadas ao fato de serem cuidadores dos próprios pais, por exemplo, o que ocupa grande parte do tempo. Ao analisar o quadro clínico desses pacientes, proponho a necessidade de mudar o estilo de vida, o que, com frequência, demanda investimento de dinheiro e tempo. O meu desafio é conseguir compreender as demandas do momento daquele paciente, separar as limitações de procrastinação e trabalhar com a frase "fazemos o melhor dentro daquilo que é possível".

Isso não significa ficar parado, mas trabalhar com o que se tem disponível. Assim como a Adriana, que tinha apenas um sapato de couro para correr, os recursos a serem geridos nessa situação são a disposição de tempo e mente, além do recurso econômico. Ela não deixou de correr por não ter o tênis certo. Isso a colocava em desvantagem em relação aos seus adversários que tinham os tênis com maior tecnologia da época? Com certeza. Isso a impediu de competir? Não.

Falar de escolher o tênis certo no nosso contexto de reset não significa nos omitir na ausência dos melhores recursos. Pelo contrário: com o que temos em mãos, devemos fazer as melhores escolhas e compreender que mais importante do que ter a melhor das ferramentas é vencer a procrastinação e correr atrás do objetivo.

Nesse exemplo, Adriana ganhou a competição, o que enriquece a história, mas em uma jornada de reset não competimos com outras pessoas. O desafio é vencer qualquer ausência e começar a dar os primeiros passos.

Escolher o tênis certo é fazer o melhor dentro daquilo que é possível. Médicos que trabalham em alguns postos de saúde do SUS sabem bem o que é se adaptar à realidade e não se omitir. Frente à escassez de recursos e à necessidade do paciente, a equipe de saúde empenha seus melhores esforços dentro daquilo que está disponível e segue adiante. Mas atenção: há um segundo aspecto que envolve escolher o tênis certo, que é de fato conhecer as ferramentas disponíveis. Com frequência, a limitação não se encontra no recurso, mas na falta de conhecimento, percebe?

Em meio a inúmeros pacientes que atendo todos os meses, vivo situações diferentes e quero citar alguns exemplos que ilustram o bom uso do tênis.

Quando sonhei com a HealPro, ainda não conhecia a Medicina do Estilo de Vida. Em casa, estávamos às voltas com as múltiplas terapias de que meu filho mais velho precisou na primeira infância — terapia ocupacional, fonoaudiologia, psicólogo. Quando um filho tem demandas assim é bem desafiador para os pais compreender o tipo de problema e a qual profissional recorrer. Até que em 2015 conhecemos um grupo terapêutico que trabalha de maneira totalmente integrada e tinha todos os profissionais juntos, dialogando entre si, de maneira intensiva e assertiva. Então, pensei: "Uau, por que o paciente cardiológico não tem acesso a um serviço assim?".

Em 2020, desenhei a HealPro, que na minha visão é tudo de que o paciente precisa para alcançar os resultados pretendidos. Para mim, o nosso programa multiprofissional é o tênis perfeito para corridas de reset, seja para enfrentar uma demanda cardíaca, como um infarto ou insuficiência; seja em uma demanda metabólica como hipertensão arterial, esteatose hepática ou diabetes; ou uma demanda de controle do peso, como tratamento de obesidade.

Desde que lançamos o programa, os pacientes puderam compreender aquilo que oferecíamos e o programa teve um ótimo desempenho. Porém, ainda assim, algumas pessoas enfrentavam as limitações para acessar a esse tipo de par de tênis: questões econômicas, de tempo e motivacionais estão entre as principais.

Acontece que existem pacientes que, ao compreenderem durante a consulta o tipo de problema de saúde que enfrentam, de modo intuitivo conseguem passar pelo espelho, pela agenda e calçar os tênis. Assim, chegam ao consultório seis meses depois magros e com ótimo condicionamento físico. Alguns procuram outros profissionais para ajudar, mas a maior parte consegue adaptar a sua realidade sozinha, alcançar os objetivos de saúde e fazer os próprios resets. Em minha mente, é clara a analogia que esses são os pacientes que saem da consulta tão focados em correr que não se preocupam se estão calçando um sapato de couro ou um tênis. Eles simplesmente correm e vencem.

Novamente, é fundamental compreender qual é o seu perfil de pessoa. Você é do tipo que executa sem se preocupar com que tipo de calçado está e simplesmente corre? Você gasta energia demais pensando em suas limitações e deixa de fazer algo pela escassez de recursos? Você realmente conhece todos os recursos que têm à disposição?

Em 2023, tive uma experiência interessante em minhas corridas. Ao longo dos últimos anos, vivemos uma revolução com os chamados tênis com placa de carbono, uma nova tecnologia que realmente melhora a performance do atleta, seja ele profissional ou amador. Acontece que o preço desses tênis também é muito caro, e sendo um amador sem maiores pretensões além de encontrar no esporte um meio de ter saúde, alegria e bem-estar, eu tinha grande resistência em investir tanto em um tênis de corrida. Até que, ano passado, comprei o tal calçado especial.

Comecei a usá-lo e a minha surpresa foi que realmente o tênis traz uma responsividade maravilhosa. Porém, ele tinha uma costura que me incomodou a ponto de causar bolhas. Não era uma necessidade simples de lacear o tênis como nos outros casos; era uma costura em um lugar específico que, no formato do meu pé, gerava mais atrito. Precisei da ajuda de um esparadrapo para resolver o problema.

De fato, o tênis é muito bom, valeu a pena o investimento, mas precisei de um tempo de adaptação e de cuidados especiais para usufruir melhor do recurso e concluir que nem sempre a ferramenta mais cara será a melhor para você. Felizmente, assim como estar cercado dos melhores profissionais aumenta muito as chances de sucesso — como eu vivi no caso do meu filho mais velho, Arthur, que necessitou de um vasto grupo de especialidades devido a um quadro neuroatípico, e como os pacientes vivem na HealPro —, valeu investir na melhor ferramenta de corrida.

Quando conversamos com profissionais de educação física, especializados em ajudar pessoas a vencer o sedentarismo, ou mesmo com aqueles que cuidam de grupos especiais, quando indagados sobre qual é o melhor exercício, a resposta vem sempre a mesma: "O melhor exercício, em um primeiro momento, é aquele que você consegue fazer", seja por motivação, por limitação física de uma lesão ou por questões de recursos econômicos ou de tempo. Deve-se saber que o mais importante é executar o que é fundamental em sua jornada.

O mesmo se aplica às dietas. Em tempos de redes sociais, as pessoas defendem a melhor dieta com a mesma intensidade que defendem ideologias políticas. Um estudo publicado no *Journal of American Medical Association*[*] se dedicou a comparar qual seria a melhor dieta para perder peso e reduzir o risco cardiovascular. Na pesquisa, foram avaliados pacientes submetidos a dietas muito

---

[*] Dansinger, M. L.; Gleason, J. A.; Griffith, J. L.; Selker, H. P.; Schaefer, E. J. "Comparison of the Atkins, Ornish, Weight Watchers, and Zone Diets for Weight Loss and Heart Disease Risk Reduction: A Randomized Trial". *JAMA*, 2005. Disponível em: <https://jamanetwork.com/journals/jama/fullarticle/200094>. Acesso em: 9 jan. 2025.

distintas, desde vegetarianas, como a dieta do dr. Ornish, com enfoque em restrição de gorduras saturadas; dietas com restrição de carboidratos, praticamente carnívoras, como a do dr. Atkins; dietas com enfoque em restrição calórica, como a do Vigilantes do Peso; e uma que chamam de dieta das Zonas, cujo enfoque é no balanço dos nutrientes.

Qualquer pessoa que elabora um estudo desses parte do princípio que se espera um efeito biológico diferente, pelo menos quando diferenciamos o vegetariano do paciente em dieta com alto teor de gordura. Porém, para a surpresa de todos, os efeitos biológicos positivos encontrados estavam relacionados à aderência do paciente à dieta, não ao tipo de dieta em si. A conclusão é que não importa qual dieta você faz; o importante é dedicar energia para compreender qual dieta funciona mais para você e, então, executá-la. Veja mais uma vez o espelho aparecendo — a necessidade de se conhecer para encontrar motivação.

Para escolher o tênis correto você precisa se conhecer, precisa saber o que será melhor para si e precisa conhecer as condições que possui para caminhar. Tal qual Adriana, que venceu com um sapato de couro, você pode obter sucesso com os recursos que possui em mãos; no entanto, precisará estar disposto a correr de qualquer maneira.

Conhecer as próprias ferramentas é imprescindível. Nem sempre o tênis mais tecnológico será bom o tempo todo — e talvez seja necessário procurar algo que será melhor naquele momento específico. Invista energia na conversa com a sua nutricionista ou médico, compreenda o que será melhor a partir das suas peculiaridades, necessidades, preferências e momento de vida.

Em relação ao exercício, a sua equipe multiprofissional alinhará as suas necessidades com aquilo que será útil e exequível para você.

De tudo o que tratamos neste capítulo, o princípio é: independentemente dos recursos disponíveis, não fique parado. Uma vez que se olhou no espelho e desenhou um projeto, você precisa caminhar e depois correr. Assim como no provérbio africano que citei no início do capítulo, todos precisam correr, todos precisam se movimentar para sobreviver no ecossistema.

Mesmo que as suas ferramentas sejam limitadas, você pode trabalhar em cima da frase "fazer o melhor dentro daquilo que é possível". E mesmo com acesso ao recurso, precisará se dedicar a compreender qual é o melhor uso dele — o melhor uso de tempo, energia, dinheiro e motivação. Essa é uma analogia de como aprendi a usar meu supertênis tecnológico para obter um ótimo resultado na minha última maratona: a solução que encontrei não foi abandoná-lo, mas adaptar um uso diferente e, assim, alcançar o meu objetivo.

Vença as suas limitações! É hora de correr! Quais recursos você possui? Faça o melhor com aquilo que tem em mãos e comece hoje mesmo a execução do seu projeto.

13

Encontre o seu ritmo

Em 2012, vivi algo curioso. Na época, eu ainda não tinha mudado meu estilo de vida, mas já buscava algum empenho. Fazia caminhadas e tinha me matriculado em uma academia onde descobri que havia aulas de boxe, e resolvi fazer.

Eu terminava as aulas muito cansado. Pulava corda, fazia muitos movimentos lúdicos e de alta intensidade, simulando lutas entre socos, golpes e esquivas. No fim dos cinquenta minutos estava entregue e fisicamente exausto, mas também sentindo uma adrenalina que me motivava a continuar o dia em conjunto com o imaginário masculino do estereótipo do lutador de boxe, ao estilo Rocky Balboa.

Eventualmente, aos finais de semana e em alguns fins de tarde, eu gostava de caminhar por uma trilha rural, acompanhado de um amigo. Caminhávamos em velocidade moderada enquanto conversávamos sobre tudo. O diálogo com ele era enriquecedor enquanto eu fazia alguma atividade física. Eu não me cansava fisicamente, mal ficava suado, diferente da aula de boxe. Eu fazia oito quilômetros em pouco menos de duas horas, sem pressa, sem enrolação, sem pretensão, apenas aproveitando o momento.

Coincidentemente ou não, foi nessa época que ganhei meu primeiro relógio, desses inteligentes que contabilizam calorias, deslocamento de corrida, velocidade, frequência cardíaca e tantas outras variáveis. Então, comparei os resultados da frequência cardíaca com o gasto calórico e o tipo de exercício realizado com seus efeitos biológicos, psicológicos e em minha agenda pessoal.

Durante as aulas de boxe, minha frequência cardíaca atingia picos elevados de até 185 batimentos por minuto (bpm), com vales profundos e, ao final de toda aula, eu terminava exausto e permanecia com dores durante dois dias, meu gasto calórico era de cerca de 850 em cinquenta minutos.

Já durante as caminhadas mais longas com meu amigo Marcelo Gazola, a frequência cardíaca ficava em torno de 110 bpm, em um platô, sem picos, com um gasto calórico ao longo de duas horas de 550. Porém, eu terminava sem cansaço, leve e tranquilo.

Voltando ao conceito que citamos no capítulo anterior, pensando em um jovem de 29 anos com quadro de obesidade e síndrome metabólica, qual seria o melhor exercício? A resposta é: depende.

Nas aulas de boxe, eu terminava com adrenalina; despertava em mim um espírito lúdico relacionado ao esporte e de alguma maneira eu encontrava espaço para drenar a agitação e qualquer agressividade que surgisse. O gasto calórico era maior e o tempo necessário era menor, porém, as dores do dia seguinte me incomodavam muito, ao passo que as caminhadas proporcionavam um gasto calórico interessante, não tão grande, porém com praticamente o dobro de tempo — que eu aproveitava para ter um momento social com meu amigo e terminava tranquilo.

Antes de explicar o princípio de execução que desejo apresentar com esses exemplos, quero contar mais um. Dois mil e dezesseis foi o ano da minha primeira maratona. Corri em São Paulo e treinei sozinho durante quatro meses. Não tinha treinador, não tinha estratégia de treino tampouco de prova. Eu treinei como achava que deveria treinar. Lia muito, assistia a vídeos no YouTube com orientações, lia sobre prescrição de treinos e fui para a prova.

Era a Maratona de São Paulo, dia 24 de abril de 2016. Eu era um prosélito nas corridas, com apenas dois anos de alguma prática e um ano e meio da minha primeira São Silvestre. Eu não sabia o que aconteceria na prova. Durante a preparação para uma maratona, você não chega a correr 42 quilômetros, mas faz treinos menores. Naquele ciclo inventado, meu maior treino havia sido de 34 quilômetros.

Ao final da primeira metade, o meu ritmo médio era de 5'20" por quilômetro, pouco mais de 11km/h. Eu me sentia bem e continuava correndo, até que por volta do quilômetro 28 eu senti o que chamam de "muro" dos 30 quilômetros, quando a energia acaba completamente. Por cerca de 5 quilômetros eu sofri demais com o cansaço, a fadiga, o desânimo, o medo de não completar.

Ao meu redor, no campus da USP, várias pessoas já estavam sentadas nos canteiros com câimbras, sendo ajudadas por voluntários e treinadores, e ver isso me desanimou muito. Até que encontrei a Leila, uma colega de faculdade, que estava ali perto, entregando mexericas para os corredores. Trocar algumas palavras com a Leila e o carboidrato da fruta me encheram de energia para completa a prova — mesmo assim, o ritmo médio da minha segunda metade foi quase 7min/km, ou seja, bem menos de 10km/h, o que é uma queda de rendimento bastante expressiva.

Depois dessa prova, comecei a ser treinado pela Gisele Campoli, que é minha treinadora até hoje, e nunca mais quebrei em uma prova da mesma maneira. A estratégia que os treinadores usam e que a Gisele me ensinou é que, nessa jornada longa, para obter um bom tempo na maratona, é preciso gerenciar muito mais a própria energia do que o tempo. Gerenciar energia, nesse contexto, é compreender qual ritmo significa o ponto de equilíbrio entre a melhor velocidade que se consegue impor e, ainda assim, ser um uso racional de energia, já que a demanda da segunda metade da jornada tende a ser maior.

O segredo para não quebrar em uma maratona é não começar rápido demais dentro daquilo que é o seu condicionamento. Na empolgação da largada, com música, emoção e tantas pessoas começando a correr mais rápido que você, é comum ceder à tentação de aumentar a velocidade. Mas, conforme a ousadia se apresenta, é questão de tempo para começar a sofrer.

Perceba que nesses três exemplos que citei existe algo em comum que devemos analisar: como gerencio a minha energia, a minha empolgação e o meu empenho? No exemplo das aulas de boxe, podemos escolher uma estratégia mais intensiva e curta, que impõe um pouco mais de dores e um bom resultado. Na segunda estratégia, a caminhada longa, temos um resultado intermediário, mas que demanda mais tempo para resultados mais consistentes. Já o terceiro exemplo mostra que, em uma jornada de longo prazo, se gastar energia demais, pode ser que você coloque todo o projeto em risco, como a experiência de quebrar em uma maratona.

Existe outro exemplo bacana, que são os pacientes da HealPro que buscam um projeto de mudança profunda do estilo de vida e gostam de jogar futebol com os amigos. Tive um paciente que pesava 140 quilos e não abria mão do futebol com os amigos. A minha palavra para ele era: "É importante você compreender que as partidas de futebol amador, mesmo que de maneira lúdica e sem uma competição formal, conferem alto risco para você se machucar e lesionar, e, caso você tenha uma lesão ortopédica, todo o projeto será em vão".

E, já que estamos nessa seara, a partir dos nossos exemplos, qual é a melhor atividade física para um projeto de saúde? A resposta é que um profissional de educação física trabalhará com uma combinação de exercícios mais intensos que desenvolvam um condicionamento a partir de uma demanda maior, além de exercícios aeróbicos menos intensos que componham um volume de treino adequado, compreendendo as suas preferências, o seu tempo e a sua disponibilidade.

O princípio a ser trabalhado neste capítulo é justamente a importância de entender qual é a intensidade de energia a ser empenhada no projeto neste momento. Ou seja, eventualmente, você se empenha em um projeto de reset envolvendo saúde e, ao planejar o tópico alimentação, por exemplo, aproveita a empolgação inicial e se impõe uma restrição calórica demasiada, que o expõe ao risco de episódios de compulsão, que podem atrapalhar o projeto.

Pense em outros tipos de projeto de reset como uma transição de carreira. Suponha que a sua jornada profissional exija alguma formação nova e você se dedique de maneira desproporcional a ela, ainda sem ter capacidade econômica de se sustentar a não ser o com emprego atual. Porém, essa dedicação desproporcional significará empenhar energia demais no começo, se expor no serviço atual, e talvez perdê-lo. Você precisará interromper seu curso de formação, que seria justamente a transição de carreira. Qual é o motivo da falência desse projeto? Energia empenhada desproporcionalmente ainda muito no início da maratona.

Faço essa analogia da transição de emprego porque tivemos um caso muito parecido em uma de nossas clínicas. Uma funcionária muito boa programava uma transição de carreira e iniciou determinado curso em uma área totalmente distinta, e o tipo de conhecimento que ela precisava estudar era muito diferente da sua formação inicial. Percebemos que ela tinha desenvolvido aquilo que vou descrever como "estratégias heterodoxas" para ter mais tempo livre no trabalho e estudar. Ao ser detectado o problema, não restou aos sócios outra alternativa senão desligá-la da empresa.

Note que sabíamos dos seus estudos, do seu projeto, estávamos felizes por ela visto que seria uma excelente oportunidade de ascensão social e temos consciência do papel que a nossa empresa tem de ajudar os colaboradores a se capacitarem. E, muitas vezes, ao fazê-lo, elas vão buscar outras oportunidades de emprego. A questão foi o excesso de energia empenhado nos primeiros quilômetros de uma jornada longa.

Quando tratamos pacientes obesos que desejam tratamento clínico sem cirurgia bariátrica, especialmente aqueles com índice de massa corpórea superior a 40kg/m², que já configura o que chamamos de obesidade grau 3, o nosso maior desafio não é ajudá-lo a perder os primeiros dez ou vinte quilos, mas fazê-los compreender que o caminho vai além desse par de dezenas de quilos. O nosso desafio é gerir a energia do paciente ao longo de uma jornada de um ou dois anos.

É comum atender pacientes muito assustados após infarto agudo do miocárdio e dispostos a empenhar grandes mudanças no comportamento. Entretanto, o combustível dessa motivação é o medo. O paciente mal se olhou no espelho. Ficou com medo e já se comprometeu com mudanças, muitas vezes, pouco sustentáveis, com um combustível que também não vai dar suporte às transformações propostas. O resultado, na maior parte das vezes: se o paciente após o infarto não parar e olhar para o espelho de maneira profunda e consciente, não desenvolverá um projeto de mudança. Ele simplesmente agirá de qualquer maneira, sem estratégia, sem foco, sem ciência, com uma chance enorme de insucesso. Minha experiência de quinze anos cuidando de pessoas assim me traz fortes argumentos que um profissional com esse olhar é fundamental para um projeto de sucesso sustentável a longo prazo.

A mensagem desse princípio de execução é: você precisa saber exatamente qual é a quantidade de energia que o projeto demandará, e precisa distribui-la de maneira proporcionalmente adequada ao longo de toda a jornada, para não ir rápido demais nem perder velocidade e comprometer o resultado pretendido, para não bater no "muro". Precisa entender o que deve ser feito e como você prefere fazer, chegando idealmente a um equilíbrio em relação a essas demandas e necessidades.

Quando tratamos ao longo deste livro sobre fatiar a jornada e trabalhar com metas e métricas intermediárias, significa que, em certos momentos, você deverá impor quantidades diferentes de energia em cada passo. Há o momento de empenhar muita energia e há o de reduzir o passo. No mínimo, você precisará encontrar uma velocidade exequível e sustentável, que consiga manter por um longo período e medir o tempo todo, para continuar no controle do processo.

14
Grávido de ideias

Eu considero que os grandes projetos de vida são semelhantes à gestação. A mulher quando engravida dá início a uma série de mudanças e adaptações no próprio corpo, mudanças que aos poucos vão viabilizar que naquele útero cresça um ser humano. Aos poucos, milhares de alterações metabólicas, imunológicas, neurológicas, cardiológicas e ginecológicas vão acontecer para que a gestação se desenvolva. Mesmo havendo milhões de pontos críticos que possam ser o início de uma falha, ainda assim, o corpo da mulher vai trabalhar para reduzir a probabilidade de a gestação não dar certo.

O processo de um grande projeto de reset é parecido. Você "engravida" e começa a trabalhar, dando passos práticos, dosando o ritmo e a velocidade de cada passo, de maneira que aos poucos trabalhe para aumentar a probabilidade de sucesso do seu reset. Gerar um reset, gerar um projeto expressivo é criar um ambiente favorável, um *terroir* adequado para a sua mudança.

Ainda assim, você reparou que existe um perfil de pessoas que sempre estão grávidas de uma ideia ou projeto, porém têm dificuldade de desenvolver e nunca conseguem sustentar até o nascimento? Claro que nem toda ideia que uma pessoa possa parir precisa dar certo. Errar faz parte do processo. Temos que aprender a gerar as ideias a partir da formação do ambiente.

E aqui está outro princípio do par de tênis: use as suas energias criando passos para produzir um ambiente favorável para seu projeto. Crie um *terroir*, engravide de suas ideias.

Para construir esse conceito, vou colocar os dois aspectos pelos quais pode ser vista essa expressão: a capacidade de produzir um ambiente favorável para suas ideias e as bases da procrastinação, além de discutir um pouco por que as pessoas procrastinam e como trabalhar para vencer.

Crie um ambiente favorável para o seu objetivo

"O simples bater de asas de uma borboleta no Brasil
pode ocasionar um tornado no Texas."
Edward Lorentz

Nem sempre o processo de execução daquilo que desenhamos em nossa agenda, em nosso protocolo WOOP, significa correr verticalmente em direção ao objetivo. Eventualmente, algumas ações que você executa podem não estar relacionadas diretamente ao seu objetivo; porém, quanto mais ampla for a sua visão, quanto maior for a sua criatividade e a sua capacidade de analisar o todo, maiores serão as chances de obter sucesso na construção de um ecossistema favorável para a sua vida após reset.

A frase que citei de Edward Lorentz é clara sobre como funcionam sistemas complexos. Como um simples bater de asas de borboleta no Brasil poderia causar um tornado no Texas? Quando ele usou essa frase para ilustrar a ideia, que chamamos hoje de Efeito Borboleta, durante o 139º American Association for the Advancement of Science, em 1969, apesar de sua explicação detalhada das variações pressóricas na atmosfera e os efeitos de suas variações crescentes em progressão geométrica, a ideia que o conceito traz é que existe uma relação íntima entre os eventos, visto que todos os aspectos de sua vida têm um ponto em comum: você.

O Efeito Borboleta é um exemplo de como funcionam sistemas complexos. A nossa vida é um sistema complexo. Ainda que você se esforce para ser uma pessoa organizada, por mais que desorganização e falta de controle sejam incômodos, preciso trazer clareza neste momento e dizer: a vida de qualquer pessoa é um sistema complexo, com muitos aspectos fora de controle. As relações interpessoais, os eventos atribuídos à aleatoriedade, como doenças, prejuízos, assaltos, desastres naturais que possam acometer a sua vida demonstram toda essa complexidade.

Da mesma maneira que gosto muito de trabalhar com pessoas que compreendem isso que chamo de "visão do macro", tenho muita dificuldade com indivíduos que não conseguem entender como pequenas escolhas podem impactar de maneira relevante partes importantes de nossa vida. Quando falamos de criar um *terroir* para o seu *wish*, o seu desejo, o seu norte para onde deve caminhar, tem a ver com compreender que, dentro de uma linha do tempo, há eventos-chave para desencadear novos passos. Ou seja, saber ficar parado também é uma maneira e contribuir com o ecossistema do seu sonho. Visto que em determinados momentos, tomar decisões "a qualquer custo" pode ser mais prejudicial, causar atraso no desenvolvimento ou nos levar à perda do caminho rumo à vida pós-reset.

Do ponto de vista prático, o que seria criar um ecossistema ou um ambiente favorável para o seu reset? Objetivamente, seria refletir o seguinte: essa atitude me aproxima ou me afasta do meu objetivo? Como essa ação pode impactar todo o ecossistema?

Apesar de simples, entenda que me refiro a todas as suas atitudes: desde as suas escolhas sociais, as suas conversas, os seus momentos de introspecção, as suas decisões profissionais, suas decisões de lazer e até a sua alimentação. Tudo, de alguma maneira, deve passar por essa ideia de compreender se tais passos o aproximam ou o afastam do objetivo.

Isso significa que você jamais pode tomar uma decisão que o afastem dos seus objetivos? Não, você pode fazer escolhas que afastem um pouquinho do rumo, sem problemas, mas isso precisa ser pensado, calculado. Nesses casos, você também consegue compensar em outras escolhas, como recalcular a rota e, como bom adulto, consegue ponderar todas as suas decisões e lidar com os desdobramentos. Em outras palavras, quando se está profundamente conectado ao seu pulso, está conectado aos seus anseios. Quando se está completamente lúcido e centrado, já se olhou no espelho, sabem quem é, onde se encontra, o que pode e o que não pode fazer, já tem uma agenda, um plano de ação e sabe aonde quer chegar, consegue dimensionar os primeiros passos rumo ao seu reset. Agora é momento de colocar sempre o seu objetivo dentro das suas decisões.

Uma conversa no cafezinho da empresa pode transformar a sua vida se você estiver com o seu radar ligado, sempre pronto para dar pequenos passos para alimentar o seu ambiente.

Vou contar um exemplo simples da minha vida profissional que pode ilustrar um pouco o que significa esse Efeito Borboleta. Em 2017, fui a um evento chamado Médicos SA, em São Paulo, com a minha sócia. Tratava-se de um congresso direcionado a empreendedorismo médico. Se você vir os meus vídeos no YouTube ou no Instagram, ou me vir em alguma palestra, não vai acreditar que sou uma pessoa tímida, mas é verdade! Tenho dificuldade com a primeira abordagem de pessoas que não conheço ou que conheço pouco. É uma ação que exige esforço da minha parte e, por vezes, prefiro ficar sozinho ou quieto.

Voltando ao congresso, o conteúdo ministrado foi bacana, e no café, durante o intervalo, estava uma egressa da residência de clínica médica da Unicamp, a dra. Paula Pires, que tinha feito endocrinologia na USP e estava sozinha assistindo às palestras. Eu, como bom tímido, jamais falaria com ela, porém a minha sócia foi. Lembro-me de quando vi a Ana Rachel conversando com a Paula, que eu mal tinha contato durante a residência, e pensei: "Por que conversar com ela?". Mesmo assim, me permiti entrar na conversa e, durante aquele almoço, a Paula, agora endocrinologista, ficou impressionada com meu emagrecimento e comentou que preparava um grupo de pessoas para ir a um curso em Harvard sobre Lifestyle Medicine, a Medicina do Estilo de Vida.

Fui para Harvard com eles e em janeiro de 2025 fui eleito presidente do Colégio Brasileiro de Medicina do Estilo de Vida, fundado em julho de 2018. Em última análise escrevo este livro porque em setembro de 2017 eu me permiti conversar com uma pessoa. E, estando com o radar ligado, ciente do meu objetivo, compreendi que ali havia uma oportunidade de dar um passo para viabilizar um sonho.

Em se tratando de saúde, com olhar no meu próprio projeto em 2014, quando ainda era obeso e essa teoria ainda não estava desenhada em minha mente, tento compreender quais aspectos desse modelo de reset eu consegui intuitivamente realizar. É o que pontuo agora: ao sentir uma lesão por esforço repetitivo, iniciei os exercícios com foco inicial em não sentir dor e manter uma regularidade. Naquele momento, ainda não tinha o sonho de me transformar em maratonista ou de emagrecer trinta quilos, até porque não me sentia obeso.

Perceba que, intuitivamente, apesar de meu *wish* na época ser apenas não sentir dor, fatiei o processo no sentido de que o objetivo daquela semana era simplesmente conseguir um espaço em minha agenda e ter disponibilidade para realizar os treinos. Um passo pequeno, exequível, uma meta SMART como foco apenas na próxima semana.

Ao perceber que correr seria um desafio interessante, meu primeiro objetivo era conseguir correr em volta do quarteirão sem precisar andar. Assim fui aumentando de quarteirão em quarteirão até alcançar meus primeiros cinco quilômetros.

Ao concluir os meus primeiros cinco quilômetros, senti um novo *wish*: correr a São Silvestre. Novamente, conseguia compreender que no sentido "macro", dentro do meu sistema complexo, correr a São Silvestre de 2014 seria positivo; ainda assim, sem o objetivo de emagrecer.

Em outubro daquele ano, fui encorajado pelo meu treinador a buscar algumas dicas de nutrição. Eu tinha forte restrição a "obedecer" a alguém quando o assunto era alimentação. Porém, visto meu objetivo da São Silvestre ser muito forte, aceitei, e após um bom resultado nas primeiras semanas, estabeleci o emagrecimento como um novo objetivo.

Após ter emagrecido e corrido a São Silvestre, percebi o impacto positivo na questão social, no sentido de obter reconhecimento e aumento de procura de pacientes no consultório em busca de orientações para alcançar os mesmos resultados que eu. A partir dali, entendi que deveria direcionar a minha carreira nesse sentido, visto que havia alcançado uma autoridade local junto à minha comunidade e zona de influência: o *wish*.

Ainda nesse período "pós-emagrecimento imediato", percebi que, para manter tudo o que havia alcançado, eu precisaria investir muito em continuar ativo e, assim, teria que me envolver com as provas de corrida para me manter motivado. Ao final de 2015, decidi correr uma maratona.

Esse foi apenas um breve resumo dos dois primeiros anos de minha mudança, quando vivenciei vários objetivos que foram adicionados, todos dentro da mesma visão: uma nova vida.

É importante frisar que, nessa época, eu não conhecia nenhuma ferramenta de mudança de estilo de vida. Mas, ao final do processo, eu sempre pensava: "Por que não empenhei toda a disciplina que aprendi ao longo da minha vida, e que apliquei no desenvolvimento da minha carreira, em prol da minha saúde e autocuidado?". Eis a resposta: porque precisei semear em mim o desejo de melhorar e pilar da vida.

Então, de alguma maneira, todos esses objetivos menores foram passos de um desejo maior que era melhorar continuamente o pilar da minha saúde. E quando consegui criar um ecossistema e fazer desse estilo de vida um verdadeiro *terroir* para minha vida? Quando compreendi a importância de ser um médico com alto nível de cuidado pessoal, isto é, quando apliquei isso à minha profissão. Hoje, a vida do médico cardiologista é misturada à vida do professor, à do maratonista, do youtuber, do pai, do marido, do empresário, do consultor e com tudo mais que eu vier a fazer.

Então, para criar um ambiente favorável para a sua saúde, você precisa entender que todos os passos estão conectados: a escolha do que colocar no prato no restaurante por quilo tem tudo a ver com o rumo da sua carreira, e tem tudo a ver com a sua vida pessoal e familiar. A postura de tomar as rédeas da vida, refletindo cada passo que dá e cada escolha que faz, definirá se você é uma pessoa capaz de produzir um ambiente favorável.

Pensar que a decisão no ambiente micro, pontual e isolado, é ensimesmada significa uma forma inocente de simplificar a sua decisão, de desviar da responsabilidade daquilo que eventualmente possa acontecer em sua vida por consequência dessa decisão. É também um passo rumo à estrada da mediocridade, na medida que se abstém de compreender que as consequências das suas decisões são responsabilidade sua e, portanto, você não pode se sentir vítima delas.

Portanto, o meu convite a você é que consiga interiorizar a importância de, a todo momento, em todas as suas decisões, em todas as suas conversas e em seus atos, refletir a pergunta: "Isso me aproxima do meu objetivo ou me afasta?". Caso a resposta seja o afastamento, que consiga pensar: "Por que estou tomando essa decisão e como compensar ou recalcular a rota para criar um ambiente virtuoso para o meu reset?". Aos poucos, você criará o seu *terroir* e produzirá as melhores uvas e o melhor vinho que já experimentou.

Um eterno grávido de ideias: O perigo da procrastinação

Você conhece alguma pessoa que está sempre cheia de planos, ideias, opiniões, que sempre tem uma ideia genial a ser executada, mas não consegue encontrar tempo, não teve oportunidade ou os outros não foram justos com ela? Pessoas que sempre estão com uma ideia nova, mas não colocam nenhuma em prática?

Chamo essas pessoas de eternas grávidas de ideias. Estão sempre na gestação, mas nada nasce. Apesar de ter muita opinião, é o tipo de árvore que dá pouco fruto, alguém que tem opinião demais para o tamanho do currículo que apresenta. Esses indivíduos podem ter vários problemas psíquicos, dificuldades de autoestima, problemas de infância, traumas, problemas complexos do espelho ou da agenda, porém, todas compartilham um mesmo problema quando falamos de execução: elas procrastinam.

Podemos definir procrastinação como um atraso intencional ou inconsciente de uma tarefa programada e que causa prejuízo grande para o indivíduo ou para o coletivo. E é importante eu frisar que todos procrastinamos alguma coisa: a resposta a uma mensagem do WhatsApp, uma conversa difícil, o início de uma dieta ou da academia, uma tarefa de casa, ou mesmo a finalização de um trabalho.

Também vale a pena dizer que nem toda procrastinação é igual. A psicologia consegue desenvolver "pontuações" que medem a intensidade do perfil procrastinador da pessoa. Então, embora possamos dizer que todo mundo procrastina em algo, é possível ser menos ou mais procrastinador.

Pensemos então no porquê uma pessoa procrastina. Existe uma produção bibliográfica bastante rica sobre o assunto escrita por um autor chinês chamado Zhang,[*] que trata dos mecanismos cognitivos e neurais da procrastinação.

Basicamente, a principal variável que trata de procrastinação, ou seja, protelar uma tarefa de um futuro no curto prazo para um prazo mais longo, por vezes indefinido, tem a ver com o desenvolvimento de uma aversão à tarefa proposta. A pessoa foge de executar a tarefa porque não dá conta de realizá-la. Essa aversão acontece por alguns motivos principais, que veremos a seguir.

Primeiro, ela é inversamente proporcional à sensação do paciente de autoeficácia e autonomia para executar essa tarefa. Por exemplo: a pessoa que não se sente apta a fazer exercícios, por falta de coordenação, consciência corporal ou por se sentir ina-

---

[*] Zhang, S.; Liu, P.; Feng, T. "To Do it Now or Later: The Cognitive Mechanisms and Neural Substrates Underlying Procrastination." *Wiley Interdisciplinary Reviews: Cognitive Science*, jan. 2019. Disponível em: <https://pubmed.ncbi.nlm.nih.gov/30638308/ e1492.doi:10.1002/wcs.1492>. Acesso em: 9 jan. 2025.

dequado em um ambiente de academia, tem a baixa sensação de autoeficácia. Portanto, tenderá a procrastinar mais o início da prática, visto que desenvolve uma aversão mais alta a essa tarefa. O mesmo vale para início de dietas, estudos, trabalhos... Se for difícil demais para fazer, se minha habilidade de executar é baixa, tenderei a desenvolver maior aversão e procrastinar.

Outra variável que tem relação diretamente proporcional ao grau de aversão à tarefa é a sensação de frustração: uma pessoa que já tentou fazer dieta várias vezes com falhas sequenciais desenvolve alto nível de frustração, o que gera mais aversão. Ressentimento é outra variável que fala muito dos sentimentos que a execução desenvolve no paciente: alguém que, ao realizar uma tarefa, sente emoções e memórias afetivas desagradáveis, tende a sentir aversão. Por último, temos o tédio. Se o grau de habilidade da pessoa é muito alto e a tarefa tende a ser pouco desafiadora, existe a tendência à procrastinação.

$$\frac{\text{AVERSÃO PELA TAREFA} = \text{FRUSTRAÇÃO} \times \text{RESSENTIMENTO} \times \text{TÉDIO}}{\text{SENSAÇÃO DE AUTOEFICÁCIA E AUTONOMIA}}$$

Devemos nos perguntar: como ajudar a pessoa a reduzir a aversão pela tarefa? O facilitador do processo do reset pode incentivar o paciente a buscar mais habilidades, de maneira a aumentar a sensação de autonomia e autoeficácia para aquela demanda.

Outra forma seria trabalhar a redução da frustração, mudando, por exemplo, a expectativa em relação ao resultado a ser obtido. Imagine o cenário de um paciente que deseja emagrecer. Se ele cria a expectativa de um resultado muito irreal, a chance de frustração será grande. A solução é produzir uma nova meta que seja mais palpável.

Caso percebamos que o motivo da aversão a tarefa é causado por tédio, também podemos aumentar o nível do desafio, de modo que o paciente se sinta motivado a realizá-la. Se percebemos que existe muita habilidade e pouco desafio, a solução é aumentar o desafio, ou seja, dificultar um pouco mais ou colocar metas mais ousadas.

Uma forma de ilustrar o processo de fazer o paciente se sentir suficientemente desafiado consiste em encontrar a sua paixão dentro do racional "as pessoas não mudam por medo, mudam por paixão". Desafiar o paciente e reduzir o tédio é auxiliá-lo a encontrar uma motivação especial.

Outra maneira importante de analisar a procrastinação é ajudando o paciente a aumentar a sua *motivação* a fim de que tome a *decisão* de se *engajar*. Destaquei essas três palavras porque são muito importantes na compreensão do processo, por serem fundamentais para não nos tornarmos eternos grávidos de ideias.

Falamos de engajamento, que é a função executora fundamental que determina a não procrastinação, ou seja, a pessoa fazer aquilo a que se propõe. Em última análise, se olharmos à luz da psicologia behaviorista (que lida com o comportamento), executamos as tarefas em busca de recompensas, e quanto maior o desejo pela recompensa, maior a motivação para executá-la. Portanto, uma equação para a motivação seria assim:

$$\text{MOTIVAÇÃO} = \frac{\text{NÍVEL DE CONFIANÇA} \times \text{DESEJO PELA RECOMPENSA}}{\text{DEMORA PARA RECOMPENSA} \times \text{SENSIBILIDADE AO TEMPO}}$$

Nela, a motivação para vencer a procrastinação é diretamente proporcional ao desejo de receber a recompensa e o nível de confiança da pessoa para fazer a tarefa, que aqui está associado ao conceito de autoeficácia e autonomia. Inversamente proporcional à motivação estão o tempo de demora para a recompensa chegar e a sensibilidade da pessoa a essa espera. Pessoas mais imediatistas são mais sensíveis a esse tempo de espera. Assim, precisarão de recompensas intermediárias que não demorem tanto, mesmo que o objetivo final seja mais longo.

Agora, vamos para um exemplo prático. Se pensarmos em sua aposentadoria, temos clareza de que, para uma pessoa jovem, o tempo de demora para a recompensa é muito longo. Desse modo, se o perfil da pessoa é mais imediatista, para que consiga obter êxito nessa jornada, é necessário preparar metas menores com recompensas mais curtas dentro de um ambiente (um *terroir*) favorável para seu objetivo de aposentadoria, ou então trabalhar com muita intensidade a motivação por meio de um grande desejo de recompensa. Eventualmente, o medo pode gerar desejo grande pela recompensa, visto que a pessoa pode temer demais passar necessidade durante a terceira idade. Outra forma de ajudar é criar recompensas intermediárias, pensando que as pessoas não mudam por medo, e sim por paixão, a fim de que, sabendo que o desejo maior é ter uma aposentadoria digna, seja factível criar passos intermediários para obter sucesso.

A equação que descreve como o indivíduo decide executar uma tarefa ou procrastinar pode ser descrita de duas maneiras:

DECISÃO = MOTIVAÇÃO PELO ENGAJAMENTO + MOTIVAÇÃO PELA RECOMPENSA

Nessa primeira opção, o processo de decisão seria a soma de duas motivações: a por engajar-se no processo e a pelo desejo da recompensa. Assim como o livro *Hábitos atômicos* descreve que o importante é focar mais no processo do que no resultado, motivar o paciente a se engajar é uma forma poderosa de produzir ação e tornar a jornada mais agradável, de maneira que a própria execução produza satisfação.

DECISÃO = MOTIVAÇÃO PELA RECOMPENSA − AVERSÃO PELA TAREFA

Aqui, a outra maneira de compreender a decisão por executar uma tarefa é a noção de que a aversão subtrai energia mental e disposição da motivação pela recompensa. Portanto, não adianta trabalharmos a motivação se a aversão pela tarefa é alta. Em uma analogia relacionada ao processo de emagrecimento, não adianta a pessoa ter muita vontade de emagrecer se a aversão por atividades físicas e de se engajar em uma dieta for alta.

Dias atrás, atendendo um paciente obeso, ouvi a justificativa de que teve muitos eventos sociais e que precisava ter momentos raros de comunhão com a família e irmãos e, por isso, fora difícil seguir a dieta. Nesse caso, o desejo pela recompensa da comunhão com os irmãos era muito maior que a motivação de estar magro e fazer exercícios. Com essa pessoa especificamente existe alta aversão à tarefa, além de baixa sensação de autoeficácia e autonomia por um histórico de muitas tentativas para emagrecer com reganho de peso.

A solução para o meu paciente foi refazer nosso protocolo WOOP com *outcomes* mais curtos, retornos de reavaliação mais curtos, com um vínculo mais intenso, a fim de melhorar o engajamento e monitorar a queda de motivação de maneira antecipada.

A verdade é que se todos de alguma maneira procrastinam, quanto maior o seu nível de autoconhecimento, quanto mais no espelho você conseguir se olhar, mais conseguirá avaliar se está grávido de ideias demais. Eventualmente, pode concluir a necessidade de parir algumas ideias para gerar novas e, a partir dessas fórmulas que apresentei, compreender quais fatores o limitam. Assim, aposto que você passará a de fato usar o seu par de tênis.

Seria um problema de intolerância ao tempo de espera da recompensa? Ou por acaso você sequer tem clareza de qual recompensa deseja com essa ideia? Se você realmente sabe até onde deseja chegar, precisa ter clareza de qual é a recompensa dessa ideia de entrega. Isso para que não só decida se engajar, como para que tenha certeza de que a ideia o aproxima do seu objetivo e que ela contribui para a formação do seu ambiente produtor de bons resultados.

Vencer a procrastinação precisa ser muito mais que realizar uma tarefa; precisa significar uma compreensão do todo. A pessoa que consegue viver o reset usando as ferramentas do espelho, da agenda e do par de tênis faz o que deve com a devida clareza do que pretende. Não faz por fazer, sabe quem é e o que quer e se sente livre para sonhar. Assim, consegue se apropriar do par de tênis de maneira tão poderosa que amplifica as próprias capacidades e se transforma por completo.

EPÍLOGO

A vida após o reset

"E o futuro é uma astronave
Que tentamos pilotar
Não tem tempo, nem piedade
Nem tem hora de chegar

Sem pedir licença
Muda nossa vida
E depois, convida
A rir ou chorar

Nessa estrada, não nos cabe
Conhecer ou ver o que virá
O fim dela, ninguém sabe
Bem ao certo onde vai dar

Vamos todos
Numa linda passarela
De uma aquarela que, um dia, enfim
Descolorirá"

Toquinho, *Aquarela*

Como é a vida depois de um processo de reset? Talvez você tenha caminhado até aqui e ainda sinta dificuldade de compreender a diferença entre o processo para uma mudança e o processo de um verdadeiro reset. Foi assim que ilustramos uma viagem profunda sobre recomeçar.

No capítulo anterior, demonstrei como pode ser mais profundo vencer a procrastinação proporcionando para si uma vida cheia de significado, propósito e passos firmes e assertivos, com a devida seriedade e clareza, assumindo as responsabilidades e as rédeas da própria vida. Para isso, usamos a alegoria do espelho, a fim de demonstrar como é importante a viagem de autoconhecimento, como precisamos interagir com nosso entorno para uma reflexão sobre quem somos e onde estamos e aonde queremos chegar.

Na alegoria da agenda, a ideia foi demonstrar que você precisa saber o que vai fazer de maneira planejada e antecipada, e quanto mais clareza tiver sobre a direção em que deve caminhar, maiores serão as chances de sucesso. Com o protocolo WOOP, você pode fatiar todo o processo de longo prazo, para aos poucos ter uma jornada longa dividida em múltiplas frações que viabilizam a organização dos objetivos em metas SMART. Essas metas devem ser alcançáveis e plausíveis e devem gerar compromisso da sua parte. Para isso, é importante serem atribuíveis a uma ação, e com prazo bem definido. Com essas metas em mãos, você precisa pensar nos obstáculos e nas dificuldades que prevê encontrar na jornada dos *outcomes* e, com isso, montar um plano preliminar para superar tais barreiras.

Isso significa que ao ter uma agenda você decidirá parar de viver de improvisos. Na medida em que exercita o protocolo WOOP em todas as áreas da vida, você se habilita a usar o seu par de tênis com mais inteligência, evita gastar energia com aquilo que não é necessário e passa a focar e a obter melhores resultados.

Ao decidir executar, ou seja, quando decide usar seu par de tênis para o seu reset, você começa a implementar o plano de ação. Eventualmente, conforme executa, novos *outcomes* e novos *wishes* surgem, e você mantém a tranquilidade, visto que sabe aonde quer chegar.

Quando começa um projeto de mudança, em qualquer segmento, quando de fato começa a implementar a sua jornada, é importante se lembrar dos princípios que trabalhamos:

- Sentir o próprio pulso o tempo todo, estar presente dentro de si;
- Independentemente dos recursos disponíveis, você não pode ficar parado;
- Dentro daquilo que dispõe, saiba escolher os recursos certos para o momento certo;
- Saiba construir em seu entorno um ambiente favorável para suas ideias frutificarem, engravide dos seus sonhos;
- Porém não seja um eterno grávido de ideias, saiba como trabalhar as próprias motivações e vença a procrastinação.

Dentro desse resumo das ferramentas que trabalhamos, a imagem que se pode construir é de um poderoso executor. Uma mistura de alguém com um nível de autoconhecimento de um monge budista, sereno e sábio nas montanhas do Himalaia, com um executivo de sucesso ao melhor estilo "trator", com uma inteligência estratégica ímpar.

Essa mistura pode dar a impressão de um humano inerrante, que só acerta, que só faz sucesso, vencedor, e que nunca falha. Mas a verdade é que seres humanos falham. Seres humanos erram. Dentro do sistema complexo que é a nossa vida, não temos controle de nada.

O trecho da música "Aquarela", de Toquinho, que citei no início do capítulo, nos fala das imprevisibilidades da vida. Todo exercício que tratamos sobre reset nos coloca como agentes principais, autores da própria história, pessoas que decidem quais palavras estarão escritas no livro em branco que é a nossa jornada. Gosto muito de falar sobre lápis e aquarela, porque eu realmente penso que cada um pinta a própria tela. Acredito que a vida de cada pessoa produz um quadro, um desenho diferente. As técnicas aplicadas podem ser semelhantes, porém o quadro da vida sempre será único.

Mas precisamos ter a leveza para compreender que eventos internos ou externos podem alterar a proposta original de desenho da sua aquarela. Você pode errar, você pode manchar, ou eventos externos podem fazer isso por você, independentemente da sua vontade.

Uma vez ouvi uma pessoa dizer algo acerca de um erro cometido: "Parece que eu escrevia minha vida em um livro em branco, derrubei chocolate quente, e agora várias páginas estão manchadas". É interessante pensar nessa analogia. Só mancha o livro quem maneja e escreve a própria história. E mais: se você manchou as páginas de chocolate quente, outro manchará de café, outro de vinho, e eventualmente um livro muito parado também ficará manchado de mofo.

Isso não significa que devemos ser indolentes com nosso próprio comportamento, tolerando quaisquer erros, falhas e fraquezas humanas, de maneira a usar esse perdão como justificativa para cometer mais erros; mas também existe um limite delicado entre a autocobrança saudável e o exagero.

Eventualmente, algumas pessoas se cobram por erros de forma que as impede de seguir em frente. Quando falhamos, precisamos ter dimensão do tamanho do nosso erro, assumir a devida responsabilidade e trabalhar para continuar adiante. E assim como precisamos lidar com tranquilidade em relação aos nossos erros, situações externas que fogem do nosso controle também acontecem: uma doença, uma tragédia ambiental, uma morte inesperada, um assalto...

Lido frequentemente com esse medo que os meus pacientes têm. Diagnósticos de fatores de risco que exigem uma prevenção mais atenciosa assustam e não podem ser subdimensionados; porém, superdimensioná-los pode ser igualmente danoso. Então, o que fazer frente ao medo, frente ao risco, frente à possibilidade?

A pergunta que mais ouço quando falo para um paciente sobre risco é: "Doutor, é perigoso?". E eu começo citando o seguinte texto de Guimarães Rosa, em *Grande sertão: Veredas*:

> Viver é muito perigoso [...] Porque aprender a viver é que é o viver mesmo... Travessia perigosa, mas é a da vida. Sertão que se alteia e abaixa [...] O mais difícil não é um ser bom e proceder honesto, dificultoso mesmo é um saber definido o que quer, e ter o poder de ir até o rabo da palavra.

O que significa perigoso? Se estamos tratando de risco, considero perigoso qualquer risco? Um por cento de risco de um evento já o torna perigoso? Assim como na fórmula da motivação para não procrastinar, em que a sensibilidade ao tempo de espera é individual, a tolerância ao risco também é. Assim, a partir de quanto uma probabilidade deixa de ser risco e você passa a considerá-la perigosa?

Existe uma diferença da ocorrência de um evento ruim por fatalidade ou por omissão. A doença pode ser a mesma, com a mesma complexidade, mas a gravidade está na postura indolente que na verdade passa a demonstrar que aquela pessoa cultiva um *terroir* favorável para eventos desagradáveis.

O que proponho a você é encontrar um equilíbrio de leveza e sobriedade frente às intercorrências que temos na vida. Esses obstáculos podem decorrer de um erro da nossa parte ou de eventos alheios à nossa vontade. A questão é que precisamos saber que coisas ruins acontecem, que eventualmente nós erramos e seremos responsabilizados por isso na medida do nosso erro. Faz parte da vida adulta e, ainda que acertemos tudo, muitas coisas ruins podem acontecer por eventos aleatórios e imprevisíveis.

Existe um conceito em contação de história que hoje gostamos de chamar de storytelling, que é a jornada do herói. É comum, nas histórias de heróis, a narrativa de alguém que vive uma vida "normal", com muitas limitações, e é exposto a uma crise. Então, por meio da vivência da crise, essa pessoa experimenta habilidades especiais, encontra "superpoderes" e assim descobre um novo "eu", retornando para sua realidade com a personalidade transformada.

Se reparar bem o que eu lhe proponho, concluirá que é assumir para si essa jornada do herói. O processo de reset pode ser visto como a construção dessa trajetória, na medida que aceita passar por um processo de busca de novas habilidades e retornar à sua realidade de maneira diferente.

Quando convido você a olhar no espelho, o convite consiste em tomar consciência das verdades mais profundas sobre si, as verdades mais doloridas e mais transformadoras, caso você se permita enxergar de verdade.

Você se lembra da viagem do cavaleiro preso na armadura, que tinha uma jornada a ser enfrentada para viver a própria liberdade? É como se o espelho fosse o seu portal para uma jornada transformadora, que nem sempre será simples, fácil ou indolor, mas sempre eficaz.

O protocolo WOOP como ferramenta para a sua agenda é a maneira de planejar inúmeras pequenas jornadas do herói, pequenas incursões dentro da sua realidade, de maneira a explorar novas habilidades, descobrir novos "eus" que o devolverão para seu habitat anterior de uma nova maneira.

A nossa história de vida é muito longa para se pensar em uma única jornada do herói. É possível que, ao longo de anos ou décadas, sejam necessários inúmeros resets, inúmeros "começar de novo". Todo objetivo novo torna-se uma nova jornada, um novo *wish*, com um novo plano de ação a ser devidamente desenhado a partir daquilo que você realmente quer para si.

Não pode existir qualquer plano sem a pergunta que o ajuda a construir o seu ambiente favorável, o *terroir* da sua vida: "Esse objetivo, esse desejo, me afasta ou me aproxima daquilo que quero para minha vida?".

No caminho, você precisa saber que existe o momento de andar, o momento de correr, o momento de ficar parado e que, muitas vezes, mesmo não dispondo dos recursos ideais, consegue compreender que vai fazer o melhor dentro daquilo que é possível.

Quando proponho sonhar com uma vida após um processo dessa magnitude, proponho algo transformador, de maneira que você nunca mais será o mesmo. Viver um processo de reset como nunca viveu, viajando para dentro de si, escrevendo no papel seus sonhos e objetivos, planejando a execução com a "mão no pulso", compreendendo o que acontece dentro de si na medida que executa cada passo. Como evolui a sua motivação? Qual seu nível de aversão à determinada tarefa? Seus *outcomes* estão muito ousados para o tempo que determinou? Definiu recompensas intermediárias que favoreçam sua motivação mais elevada?

Quando proponho sonhar uma vida após o reset, caro leitor, é sim viver uma jornada do herói com muitas outras jornadas menores, como uma casa que dia a dia você assenta os tijolos e constrói parede por parede. É assim que se constrói saúde, é assim que se constrói emoções positivas, é assim que se constrói uma vida plena e potente.

Na realidade, o herói não precisa ter superpoderes. No século XXI, alcançar saúde física e emocional por meio da capacidade de desenvolver resiliência, com serenidade e leveza para compreender suas limitações e fraquezas, conseguir se perdoar sem ser leniente consigo, sabendo quem é e para onde quer ir, e conseguir, a partir disso, desenvolver um plano e executá-lo com assertividade: esses são os poderes que você precisa para alcançar os objetivos. No mundo de hoje, deixar de viver de maneira reativa aos acontecimentos, antecipar-se, ter visão e ainda assim preservar a empatia e os vínculos são passos que nos colocam em vantagem nessa corrida contra nós mesmos, corrida que é a vida.

Não existe disputa mais desigual do que aquela que você tem consigo mesmo, com seu inconsciente que o conduz por compulsões, inconsistências e falhas. É neste momento que você, por meio do nosso processo de reset, vai conhecer o seu adversário: uma versão melhor de si mesmo. Ao se conhecer, vai adquirir autocontrole, outro superpoder do século XXI. Assumirá as responsabilidades pelas suas escolhas, mesmo quando forem as piores, porque se recusará a terceirizar o peso daquilo que acontece consigo.

A vida após o reset é você com lápis e pincel na mão escrevendo e desenhando a vida como uma aquarela. É você deixando de viver a vida como se estivesse em um trem fantasma, reativo, sempre preocupado com o próximo susto. É você fazendo escolhas, é você sendo o motorista da sua vida, escritor da sua história.

Quando decide passar por esse processo, encontra um ganho de vida, de sobriedade e de potência, com leveza e humildade; e o meu mais profundo desejo é que, ao ler este livro, você decida mudar. Se caminhou até aqui e ainda não começou o seu processo, pegue o espelho hoje e viaje para dentro de si.

Se já começou a caminhada, a minha sugestão sincera é que nunca mais tire a mão do próprio pulso, nunca mais permita que ninguém escreva no seu livro sem a sua autorização. A sua história é sua, a sua saúde é sua responsabilidade, e é você quem vai viver a saúde e a falta dela; portanto, jamais delegue a outras pessoas aquilo que deve ser escolha sua.

O controle da sua agenda é exclusividade seu, o controle do alimento que você come é decisão sua. Por mais que as piores escolhas estejam na mesa, ainda assim, cabe a um adulto escolher ingerir ou não. Você não controla o que as pessoas te dizem, mas pode controlar o que fará com as palavras que chegarem ao seu coração.

Obrigado por caminhar comigo até aqui. Se existe algo que traz propósito para o meu trabalho é criar, por meio de metáforas, os processos de vida que acompanho no consultório, de maneira a ajudar as pessoas a compreenderem melhor como uma doença começa e como pode ser combatida.

As doenças biológicas podem ter outros nomes, mas em especial, as doenças crônicas, aquelas que surgem lentamente e se arrastam ao longo de anos e décadas, decorrem de processos muito mais complexos que simplesmente uma dosagem alterada de colesterol, um remédio para hipertensão arterial ou a falta de serotonina do cérebro.

Dentre as causas das principais doenças crônico-degenerativas que mais matam no século XXI, estão as mesmas que impõem sofrimento à população: pessoas que se entregam a uma vida desregrada, não planejada, vivendo o imediatismo sem um olhar amplo para sua existência.

Meu convite final é que todos os dias você possa pegar os três objetos. Olhe no espelho diariamente, cheque sua agenda e seu plano, e nunca mais largue o seu par de tênis, pois assim você será o seu herói — da sua vida, da sua saúde, da sua própria história.

AGRADECIMENTOS

Este livro é fruto de reflexões que desdobraram de uma sessão de psicoterapia. Nesse processo de me lançar em uma viagem de autoconhecimento por meio da psicoterapia, tenho vivido mais cura, mais crescimento e, com certeza, tenho avançado mais nessa jornada de me tornar um ser humano melhor.

Em 26 de agosto de 2022, durante uma sessão de terapia, tive um insight após uma fala da minha psicóloga. Tive de interromper a sessão e dizer: "você acabou de me dar o tema do meu próximo livro". Por isso, quero agradecer e homenagear à minha psicóloga Camila Sales, e, por meio dela, estender uma homenagem a todos os profissionais do campo da saúde mental.

Quando cheguei a Harvard em junho de 2018 para estudar medicina do estilo de vida, fui surpreendido pela quantidade de psiquiatras interessados no tema, assim como eu. Conforme nos aprofundamos nesse campo da medicina, percebemos que vivemos em uma sociedade que clama por saúde mental. Portanto, obrigado a todos vocês que cuidam das nossas mentes.

FONTES Circular, Formula e Tiempos
PAPEL Pólen Bold 90 g/m²
IMPRESSÃO Imprensa da Fé